Guía de la Clínica Mayo
sobre artritis

Gene G. Hunder, M.D.

Editor en Jefe

Clínica Mayo
Rochester, Minnesota

Número de tarjeta del Catálogo de la Biblioteca del Congreso: 98-067333

Edición original
ISBN 1-893005-00-3

D.R. © 1999, *Mayo Foundation for Medical Education and Research.*
     Todos los derechos reservados.
     Edición en idioma español por Intersistemas, S.A. de C.V., México

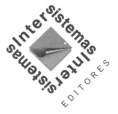

Intersistemas, S.A. de C.V.
Aguiar y Seijas No.75
México 11000, México, D.F.
Tel. (5255) 5520 2073
Fax. (5255) 5540 3764
E-mail: intersistemas@intersistemas.com.mx

Para ordenar más ejemplares:
www.medikatalogo.com o 01 800 9096900

Impreso en México
Primera edición en español

La artritis

La artritis es uno de los problemas médicos más frecuentes a nivel mundial y es la principal causa de incapacidad en Estados Unidos. Casi 40 millones de estadounidenses padecen algún tipo de artritis. Por lo tanto, si usted tiene esta enfermedad, no es el único. Aunque aún no se ha encontrado una cura, se cuenta ya con tratamientos y otras estrategias eficaces para su control.

Este libro, de fácil comprensión, describe los dos tipos más comunes de artritis: la osteoartritis y la artritis reumatoide, e incluye información útil para personas con prácticamente cualquier tipo de esta enfermedad. En las siguientes páginas usted encontrará información que puede poner en práctrica de inmediato para controlar mejor su enfermedad. Gran parte de esta información es utilizada a diario por médicos, enfermeras y terapeutas de la Clínica Mayo para el cuidado de sus propios pacientes.

Si usted comprende a la perfección su enfermedad y las opciones de tratamiento y pone este conocimiento en práctica en su vida cotidiana, logrará lo siguiente:

- Vivirá de manera más productiva y cómoda
- Se comunicará con más eficacia con su médico y otros profesionales de salud.
  Este es el motivo por el cual escribimos la presente obra.

Datos sobre la Clínica Mayo

La Clínica Mayo fue pionera en la práctica grupal de la medicina. En la actualidad cuenta con 2,000 médicos y científicos de prácticamente todas las especialidades médicas, y está dedicada a proporcionar diagnósticos completos, respuestas precisas y tratamientos eficaces para personas con problemas médicos tanto comunes como poco frecuentes.

Gracias al amplio conocimiento médico, experiencia y práctica, la Clínica Mayo ocupa una posición destacada como recurso de información sobre la salud. Desde 1983, la Clínica Mayo ha publicado información sobre la salud para millones de consumidores, a través de una gran variedad de boletines, libros y servicios en Internet, todos ellos reconocidos. Busque información en la Clínica Mayo para tener respuestas de las que se puede fiar para una vida más sana. Los ingresos obtenidos de nuestras actividades de publicación se emplean para patrocinar diversos programas de la Clínica Mayo, incluyendo los de educación e investigación médica.

Personal editorial

Editor en Jefe
Gene G. Hunder, M.D.

Editor Superior
N. Nicole Spelhaug

Editor administrativo
David E. Swanson

Investigador editorial
Brian M. Laing, M.S.

Colaboradores
Felicia Busch
Michael J. Flynn
Linda Kephart Flynn
Lynn Madsen
D.R. Martin
Jeff Meade
Stephen M. Miller
Robin Silverman
Catherine LaMarca Stroebel
Beth A. Watkins
Susan Wichmann

Producción editorial
LeAnn M. Stee

Ilustradores médicos
Susan M. Balich
David A. Factor
John V. Hagen
Michael A. King
James D. Postier

Fotógrafos
Mary T. Frantz
Joseph M. Kane
Randy J. Ziegler

Director creativo
Daniel J. Brevick

Diseñador gráfico
Kathryn K. Shepel

Asistentes editoriales
Roberta J. Schwartz
Reneé Van Vleet
Sharon L. Wadleigh

Asistencia secretarial
Pennylu Marshall

Indexador
Larry Harrison

Revisores y colaboradores

Olga M Anderson, O.T.R.
Linda B. Arneson, R.P.T.
Jili S. Beed, J.D.
A. Renée Bergstorm, M. Ed.
Pat L. Bremer, R.N.
Barbara K. Bruce, Ph. D.
Kenneth T. Calamia, M.D.
Donald C. Campbell II, M.D.
Carl W. Chan, M.D.
Robert H. Cofield, M.D.
Marc D. Cohen, M.D.
Stephen B. Erickson, M.D.
Francis Helminski, J.D.
Mary L. Jurisson, M.D.
Thomas G. Mason, M.D.

Eric L. Matteson, M.D.
Lester L. Mertz, M.D.
Kevin G. Moder, M.D.
Nancy A. Moltaji
Michael P. Mullen
Jennifer K. Nelson, R.D.
J. Desmond O´Duffy, M.D.
Terry H. Oh, M.D.
Chistopher D. Sletten, Ph.D.
Jay Smith, M.D.
Barbara A. Treichel
Roger A. Warndahl, R. Ph.
David C. Weber, M.D.
Mary R. Wilson

Prefacio

E scribimos la presente obra para ayudarlo a controlar su artritis. Su contenido se basa en el método que aplicamos para ofrecer ayuda a quienes soliciten cuidado de salud en la Clínica Mayo. Nos enfocamos en métodos de autoayuda para las dos formas más comunes de esta enfermedad: la osteoartritis y la artritis reumatoide, pero la información aquí presentada será de utilidad para personas con prácticamente cualquier tipo de enfermedad. Se explica qué es la artritis y se incluyen sugerencias fundamentales de control: protección de las articulaciones, ejercicios, control del dolor, dieta y, probablemente lo más importante, cómo mantener siempre una actitud positiva.

Se consideran una gran variedad de medicamentos y se describen los tratamientos quirúrgicos más recientes, y también algunas terapias complementarias (alternativas). Usted encontrará una interesante perspectiva sobre los tratamientos prometedores futuros para la artritis. Ofrecemos sugerencias sobre cómo viajar si padece artritis y cómo arreglárselas en el trabajo. Para finalizar se incluye un capítulo que contiene una lista y describe otras fuentes de información confiable sobre la artritis, y se incluyen recomendaciones útiles para navegar en Internet a fin de obtener información confiable para la salud.

Nuestro estilo de redacción es simple y fácil de comprender. Cada capítulo fue evaluado por médicos de la Clínica Mayo especializados en artritis, con ayuda de una enfermera clínica, un educador de la salud y especialistas de la Clínica Mayo en intervenciones quirúrgicas ortopédicas, fisioterapia, terapia ocupacional, nutrición, control del dolor y recursos humanos y especialistas en artritis de nuestras instalaciones en Scottsdale, Arizona y Jacksonville, Florida.

No podemos prometerle una cura para la artritis, pero podemos afirmar lo siguiente: No tiene que sentirse derrotado por su enfermedad. La artritis puede llegar a ser una enfermedad incapacitante, pero con frecuencia es posible evitarlo.

Si usted emplea de manera lógica la información de la presente obra a su vida cotidiana, logrará vivir en forma más productiva y cómoda.

Este es nuestro compromiso con usted.

Gene G. Hunder, M.D.
Editor en Jefe

Contenido

Capítulo 1

Qué es la artritis

L a artritis es uno de los problemas médicos más frecuentes a nivel mundial y es la principal causa de incapacidad en Estados Unidos. Una persona de cada siete, o sea, casi 40 millones de estadounidenses, padece algún tipo de artritis. Conforme las personas nacidas después de la Segunda Guerra Mundial envejecen, se espera que el número de casos potencialmente incapacitantes de esta enfermedad aumente. Se estima que en el año 2020, cerca de 60 millones de personas padecerán artritis. Además, se estima que el costo de los cuidados médicos y la pérdida de productividad serán aproximadamente de $65, 000 millones de dólares al año.

La artritis afecta a personas de todas las edades. Las mujeres corren riesgo en particular, y constituyen casi las dos terceras partes de los casos de artritis.

La palabra "artritis" deriva de las palabras griegas "arthron", que significa articulación, e "itis" que significa inflamación. De modo que "artritis" significa literalmente "inflamación de las articulaciones".

Si bien las personas suelen hablar de la artritis como si fuera una sola enfermedad, en realidad no lo es. Hay más de 100 formas de la misma; algunas se producen gradualmente como resultado del desgaste natural de las articulaciones y otras aparecen de manera repentina y después desaparecen para recurrir posteriormente sin importar el tratamiento. Otras formas son crónicas y en ocasiones, progresivas.

El dolor en las articulaciones, la sensación de incomodidad tras periodos de reposo o inactividad y la rigidez, son probablemente los síntomas mejor conocidos de la artritis. Pero las afecciones artríticas a menudo afectan otras partes además de las articulaciones; algunas formas afectan otros órganos del cuerpo e incluso ponen en peligro la vida. Por fortuna, estas formas potencialmente mortales son poco frecuentes.

¿Cuál es la causa de la artritis?

La mayoría de las causas subyacentes de la artritis son poco claras. Los médicos saben que los traumatismos físicos, como por ejemplo una torcedura de tobillo o una lesión en la rodilla, pueden ser el comienzo de la osteoartritis, que es la forma más común de la artritis. Otras causas son la falta de actividad física, el peso excesivo o algún defecto articular, como piernas arqueadas. El proceso de envejecimiento es un factor determinante en la osteoartritis, la cual en ocasiones se conoce como artritis por "desgaste". Las enfermedades genéticas dan lugar a cartílagos débiles, lo que ocasiona un exceso de desgaste de los mismos.

Los factores genéticos son causa importante de otros tipos de artritis, como por ejemplo la artritis reumatoide y otras tantas formas menos comunes. A diferencia de la osteoartritis, que es una enfermedad del cartílago, las formas de artritis asociadas con un sistema inmunitario anormal, como la artritis reumatoide, se relacionan con una inflamación del recubrimiento articular. Otras posibles causas o factores incluyen el entorno (alimentos, agua y atmósfera), agentes infecciosos (virus, bacterias u hongos), o un desequilibrio de ciertas enzimas. El estrés y otros tipos de traumas emocionales pueden empeorar los síntomas. Si bien las causas subyacentes de la artritis son poco claras, sus efectos no lo son. La artritis en sus diversas formas se asocia con los siguientes factores:

- Desintegración del cartílago: ocurre en osteoartritis, artritis reumatoide y en otras formas de artritis inflamatoria, como lupus
- Inflamación del recubrimiento de la articulación (la membrana sinovial), los vasos sanguíneos, músculos, tendones y ligamentos: ocurre en artritis inflamatoria y en otras formas de artritis más diseminadas en el organismo
- Formación de cristales en el líquido articular (el líquido sinovial): contribuye al desarrollo de ataques de gota aguda y seudogota
- Acortamiento o encogimiento de músculos o tendones, que conduce a deformaciones articulares: puede ocurrir en cualquier tipo de artritis si la articulación se inmoviliza
- Pérdida de la elasticidad cutánea: ocurre principalmente en esclerodermia
- Órganos internos dañados: puede ocurrir en artritis reumatoide y en otras formas de artritis inflamatoria
- Pérdida de movimiento articular: ocurre como resultado del daño a una articulación o por tener músculos débiles
- Disminución de la fuerza muscular: ocurre cuando una articulación no se mueve por periodos prolongados
- Disminución de la movilidad: ocurre como resultado de falta de ejercicio a largo plazo; puede ser permanente.

Anatomía de una articulación

Las articulaciones del organismo están constituidas en forma maravillosa por materiales diseñados para dar servicio fiel durante toda la vida. Los huesos que constituyen las articulaciones están recubiertos con cartílago amortiguador, el cual es un material resistente, liso y resbaloso, que evita el contacto directo entre los huesos.

La articulación está rodeada y lubricada por una membrana sinovial, la cual produce líquido. La membrana sinovial es el recubrimiento interno de la cápsula articular. La cápsula es un material resistente y fibroso que se une a los huesos a ambos lados de la articulación y ayuda a estabilizarla. Los ligamentos contribuyen a la alineación de la articulación y cuentan con nervios que ayudan a los músculos a proteger las articulaciones.

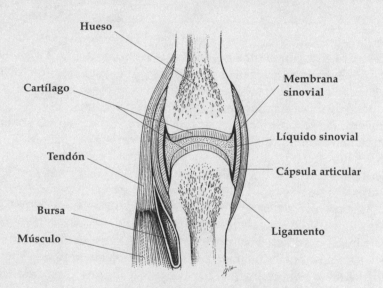

La articulación se mantiene en su sitio firmemente gracias a músculos detenidos por tendones, los cuales se unen al hueso justo por afuera de la cápsula articular, por encima o por debajo de ella. Cerca de algunas articulaciones hay unas bolsas que reducen la fricción (pequeños sacos llenos de líquido que se encuentran entre los músculos o entre músculos, tendones y el hueso). El interior de cada bursa está recubierto por membranas sinoviales, las cuales también liberan un líquido lubricante. Los ligamentos son cordones más cortos de fuertes fibras que mantienen unidos a los huesos entre sí y proporcionan apoyo a la articulación.

Esto es todo: Se trata de un diseño elegante y sencillo, con materiales sumamente duraderos. Algunas personas llegan a cumplir 100 años sin padecer ningún dolor articular; no obstante, hay algunas excepciones.

Tipos comunes de artritis

La gran mayoría de las personas con artritis padecen uno de los dos tipos siguientes: osteoartritis o artritis reumatoide.

Osteoartritis

La osteoartritis, en ocasiones llamada "artritis degenerativa, enfermedad articular degenerativa, u osteoartrosis", constituye aproximadamente 50% de todos los tipos de artritis. Afecta a 20 millones de estadounidenses y es más frecuente en las mujeres. Puede afectar cualquier articulación del cuerpo. Inicialmente suele presentarse en una sola articulación, pero cuando los dedos resultan afectados, es posible que queden artríticas múltiples articulaciones de las manos.

La osteoartritis afecta al cartílago que recubre los extremos de los huesos en las articulaciones. Con el transcurso del tiempo, el cartílago se deteriora y su superficie lisa se hace áspera. Posteriormente, si el cartílago se destruye en su totalidad es posible que un hueso llegue a rozar contra otro y los extremos de los mismos se dañen. Esto suele ser doloroso.

Algunos científicos consideran que el daño a los cartílagos puede ser resultado de un desequilibrio en las enzimas que liberan las células del cartílago o del recubrimiento de la articulación. Cuando estas enzimas se encuentran equilibradas, permiten la desintegración y regeneración natural del cartílago; pero si hay un exceso de enzimas, el cartílago de la articulación se desintegra con más rapidez de la que se reconstituye. La causa exacta de este desequilibrio enzimático es poco clara.

El cuerpo trabaja para reparar los daños sufridos, pero quizá las reparaciones sean inadecuadas y den como resultado el crecimiento de nuevo hueso a los lados del ya existente, lo que produce con frecuencia prominencias óseas en manos y pies. Cada paso de la reparación produce dolor. El dolor y la sensibilidad por encima de las prominencias óseas es más notable al comienzo de la enfermedad y menos evidente en etapas posteriores.

Si usted tiene la fortuna de vivir muchos años casi sin duda experimentará dolor en una o más articulaciones, porque la osteoartritis afecta a todas las personas conforme envejecen. Se desarrolla con mayor frecuencia después de los 45 años. En personas jóvenes que no han sufrido lesiones articulares, la osteoartritis es relativamente poco frecuente. Los individuos afectados a menudo tienen antecedentes familiares de osteoartritis.

Un estilo de vida activo quizá retrase el proceso, pero casi todos los estadounidenses de más de 60 años presentan síntomas leves en el cuello o en la columna vertebral. Muchos adultos mayores padecen osteoartritis sin saberlo, hasta que su médico la observa en alguna placa radiográfica rutinaria.

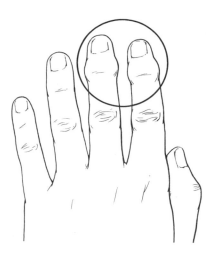

Los nódulos de Heberden son abultamientos óseos en los extremos de los dedos. Inicialmente dolorosos, sólo suelen tener repercusiones cosméticas una vez que el dolor desaparece.

Si usted padece osteoartritis, quizá experimente los siguientes síntomas:

- Dolor en la articulación durante o después de usarla
- Incomodidad en la articulación antes o en el curso de cambios climáticos
- Inflamación y rigidez articular, en especial después del uso
- Prominencias óseas en las articulaciones medias o finales de los dedos o en la base del pulgar
- Pérdida de flexibilidad en la articulación.

La osteoartritis es común en el cuello y en la espalda. Los discos intervertebrales están constituidos por cartílago, y al igual que éste, se desgastan. Cuando esto ocurre, los espacios entre las vértebras se angostan y con frecuencia se forman crecimientos óseos sobre ellas, llamados osteofitos. Cuando las superficies de las vértebras se frotan unas con otras, la articulación y las áreas en torno al cartílago se inflaman y quedan doloridas. Gradualmente, la columna vertebral se pone rígida y pierde flexibilidad. Cuando varios discos resultan afectados, puede perder estatura.

Las caderas y las rodillas también se ven frecuentemente dañadas, porque soportan la mayor parte del peso. Las personas afectadas experimentan dolor crónico o incomodidad en diverso grado cuando están de pie y caminan. En ocasiones se producen inflamaciones, en particular de las rodillas.

Si bien en general esta no es una afección grave e incapacitante, la osteoartritis no desaparece. El dolor agudo de la osteoartritis temprana suele desaparecer al año, pero en ocasiones regresa cuando la articulación afectada se utiliza en forma excesiva. No obstante, a menos que estén afectadas múltiples articulaciones, los efectos de la osteoartritis probablemente no produzcan incapacidad física. Y al mantenerse en forma se previene la incapacidad.

En caso de que el cartílago se desintegre en su totalidad, los extremos de los huesos se frotarán unos contra otros y posteriormente quedarán pulidos por el proceso llamado "eburnación". En esta etapa avanzada será difícil usar la articulación.

Si usted piensa que padece osteoartritis, pida una cita a su médico. El dolor, ya sea en una o varias articulaciones, es la clave para el diagnóstico de esta afección. Los osteofitos (crecimientos óseos) y el desgaste del cartílago son evidentes en las placas radiográficas de la articulación afectada, e indican la presencia de osteoartritis. Otro hecho que quizá explique su dolor articular es que la osteoartritis es muy común.

Los cambios producidos por la osteoartritis se llevan a cabo en el cartílago antes de ser evidentes en las placas radiográficas. En consecuencia, en un comienzo las observaciones en dichas placas quizá sean normales.

No hay una prueba sanguínea específica para la osteoartritis, pero algunos exámenes y la apariencia de las radiografías permiten excluir el diagnóstico de artritis reumatoide y de otros tipos. La naturaleza del dolor articular y las articulaciones específicas afectadas también permiten diferenciar estas formas de artritis.

Recuerde que la presencia de osteoartritis no indica en sí que exista un problema. Muchas personas no presentan síntomas o incapacidad a consecuencia de la artritis, y otras no saben que la padecen pues no experimentan ninguna incomodidad.

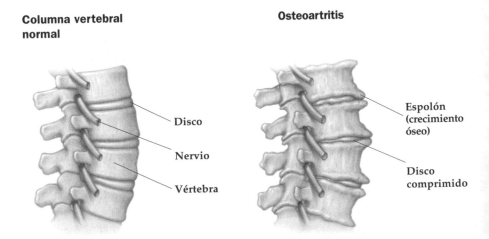

Columna vertebral normal

Osteoartritis

Disco

Nervio

Vértebra

Espolón (crecimiento óseo)

Disco comprimido

Las estructuras elásticas llamadas discos intervertebrales, sirven de cojines entre las vértebras de la columna vertebral normal y la mantienen flexible. En la osteoartritis, los discos se angostan y se forman espolones en las vértebras. Suele producirse dolor y rigidez en el sitio en que las superficies intervertebrales se frotan una contra otra.

Artritis reumatoide

A diferencia de la osteoartritis, la artritis reumatoide no se asocia con el desgaste producido por el uso ni con una lesión. Esta enfermedad puede presentarse en cualquier momento, pero con frecuencia se desarrolla de los 20 a los 50 años de edad. Se estima que cerca de dos millones de estadounidenses la padecen y casi el doble de mujeres resultan afectadas con respecto a los varones.

Es probable que la artritis reumatoide sea una enfermedad autoinmune; este es un tipo de enfermedad en que el sistema inmunitario del cuerpo se ataca a sí mismo. Los investigadores sospechan que un agente no identificado hasta la fecha, posiblemente algún virus, o algún tipo de bacteria, estimula al sistema inmunitario, el cual ataca al agente invasor. En las enfermedades autoinmunes las células que generalmente luchan contra el invasor se confunden y en vez de ello atacan a las articulaciones.

La principal área atacada por la artritis reumatoide es el recubrimiento articular. En una persona con artritis reumatoide, los leucocitos (cuyo trabajo normal es atacar a los invasores indeseables), salen del torrente sanguíneo y pasan a la membrana sinovial. En este sitio, dichas células sanguíneas aparentemente ocasionan la inflamación de la membrana.

Dicha inflamación da como resultado que la membrana sinovial se engrose y las células de la membrana sinovial liberan productos químicos, igual que las células sanguíneas que han penetrado a ella. Si la inflamación persiste, los productos químicos liberados comienzan a digerir el cartílago, el hueso, los tendones y los ligamentos de la articulación. Gradualmente, ésta pierde su forma y alineación y los ligamentos, músculos y huesos se debilitan. Dicho debilitamiento puede producir que la articulación se afloje y posteriormente llegue a destruirse en su totalidad.

La artritis reumatoide a menudo es más incapacitante que la osteoartritis. Una articulación dolorosa y deforme conduce a pérdida de movilidad y estabilidad. Las articulaciones afectadas están inflamadas, dolorosas, sensibles y calientes durante el ataque inicial y en las recurrencias posteriores.

Los síntomas de la artritis reumatoide incluyen los siguientes:

- Dolor e inflamación en las articulaciones pequeñas de manos y pies
- Dolor general o rigidez de las articulaciones y músculos, especialmente después de dormir o tras periodos de reposo
- Pérdida de movimiento de las articulaciones afectadas
- Pérdida de la fuerza de los músculos unidos a las articulaciones afectadas
- Deformidad articular con el transcurso del tiempo
- Fatiga (grave durante las recurrencias).

Aunque la persona sufra de algún tipo grave de artritis reumatoide, probablemente conserve la flexibilidad de muchas articulaciones y quizá sienta menos dolor de lo que sugiere la apariencia de sus articulaciones deformadas.

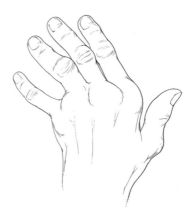

La artritis reumatoide a menudo produce deformidad de los dedos. Durante las exacerbaciones de esta enfermedad, las manos pueden sentirse dolorosas y débiles.

Las articulaciones afectadas con mayor frecuencia por la artritis reumatoide son las de muñecas, manos, pies y tobillos. Esta enfermedad también invade codos, hombros, caderas, rodillas, cuello y quijada. En general afecta simultáneamente a las articulaciones de ambos lados del cuerpo; por ejemplo, los nudillos de ambas manos. Las articulaciones afectadas con mayor frecuencia son las de manos y pies.

La artritis reumatoide también produce otros síntomas ajenos a las articulaciones. A diferencia de la osteoartritis, que sólo afecta a huesos y músculos, la artritis reumatoide puede afectar a todo el organismo, incluyendo órganos como corazón, vasos sanguíneos, pulmones y ojos. La artritis reumatoide ocasiona problemas en muchas articulaciones de manera simultánea, pero la osteoartritis suele provocar síntomas sólo en una articulación o en pocas, aunque varias de ellas estén afectadas.

En ocasiones se forman pequeños nódulos, llamados nódulos reumatoides, por debajo de la piel del codo, las manos, la parte trasera del cuero cabelludo, por encima de las rodillas, o debajo de los dedos de los pies. Estos nódulos pueden tener desde el tamaño de un chícharo hasta el de una nuez y en general no son dolorosos.

Si usted tiene incomodidad persistente e inflamación en múltiples articulaciones en ambos lados del cuerpo, su médico lo examinará y le ordenará pruebas de laboratorio. La prueba sanguínea para determinar la velocidad de sedimentación de eritrocitos detecta la presencia de un proceso inflamatorio en su organismo. Este examen con frecuencia es anormal en casos de artritis reumatoide y suele ser normal en osteoartritis. Otra prueba sanguínea busca un anticuerpo llamado factor reumatoide. Cuatro de cada cinco personas con artritis reumatoide presentan este anticuerpo anormal, que en general no está presente en personas con osteoartritis. En las radiografías de las personas afectadas se observan cambios típicos, y éstos son diferentes para la osteoartritis y para la artritis reumatoide. Una secuencia de radiografías obtenida a intervalos revelará la progresión de la artritis.

A menudo la artritis reumatoide es crónica, aunque tiende a ser de gravedad variable e incluso puede presentarse y desaparecer. Los periodos de aumento de actividad de la enfermedad, denominados recurrencias o ataques, se alternan con periodos de relativa remisión durante los cuales la inflamación, el dolor, la dificultad para dormir y la debilidad, desaparecen o disminuyen.

Cuando se diagnostica la artritis reumatoide por primera vez, es imposible predecir qué tan grave será. Si la persona tiene síntomas bastante continuos durante cuatro o cinco años, es probable que esta afección constituya un problema que dure toda su vida.

¿Qué es la velocidad de sedimentación?

El término "velocidad de sedimentación" se refiere a la prueba sanguínea que mide la velocidad a la cual los glóbulos rojos precipitan en el fondo de un tubo de ensayo. Si precipitan con más rapidez de lo normal, esto indica la presencia de inflamación, lo cual es característico de la artritis reumatoide.

Para vigilar la progresión de la artritis reumatoide se efectúan exámenes periódicos de las articulaciones y pruebas como la velocidad de sedimentación. Tras 10 o 20 años, los síntomas de inflamación, en particular la inflamación articular, suelen estabilizarse, pero las deformidades articulares son permanentes, y generalmente queda algo de dolor.

La naturaleza cíclica de la artritis reumatoide plantea uno de los aspectos más intrigantes y confusos para los investigadores. Las recurrencias y remisiones ocurren por motivos poco claros, y en ocasiones conducen a las personas a buscar o a tener fe en tratamientos de mérito cuestionable.

No existe cura para la artritis reumatoide, pero con el tratamiento adecuado, una estrategia para proteger las articulaciones y efectuando ciertas modificaciones del estilo de vida, la mayoría de las personas viven en forma prolongada y productiva aun después de presentarla. Igual que en el caso de la osteoartritis, se requieren cuidados profesionales y de tipo personal. La mejor posibilidad de reducir el impacto de esta enfermedad sobre el estilo de vida reside en comenzar a tratarla desde etapas tempranas mediante un programa individualizado y planeado cuidadosamente por el médico personal y otros profesionales de salud.

Otras afecciones artríticas

Además de la osteoartritis y la artritis reumatoide, hay más de 100 afecciones que los médicos consideran como tipos de artritis. Diversas torceduras y esguinces (codo de tenista, bursitis, esguince de tobillo, hombro congelado, síndrome del túnel del carpo e incluso los dolores del talón y de espalda) se incluyen en esta categoría.

Las personas que padecen artritis son más propensas a torceduras y esguinces de los tendones y ligamentos, por lo tanto es importante que sean conscientes de este riesgo y que modifiquen o incluso eliminen las actividades físicas que lo produzcan. Por ejemplo, la natación constituye una alternativa excelente para deportes como el fútbol o fútbol americano.

Si bien las torceduras y esguinces son temporalmente dolorosos e incapacitantes, en general sanan bien sin necesidad de tratamientos médicos extensos o complicados. En cambio, si se dejan sin tratamiento algunas afecciones artríticas poco frecuentes, pueden constituir un riesgo grave para la salud e incluso poner en peligro la vida. Algunas de estas formas poco comunes son de naturaleza sistémica y afectan órganos múltiples e inclusive a los vasos sanguíneos.

A continuación se describen algunas de las afecciones artríticas menos comunes, y se mencionan otras que constituyen una amenaza más grave para la salud.

Lupus eritematoso

Es una enfermedad inflamatoria y ocurre con mayor frecuencia en mujeres. Afecta las membranas sinoviales de todas las articulaciones y provoca una erupción. En otras ocasiones, se inflaman distintos órganos del cuerpo, como por ejemplo: pulmones, riñones y vasos sanguíneos. Los signos y síntomas aparecen y desaparecen siguiendo patrones, o por causas que los exacerban. También se llama lupus eritematoso sistémico.

Escleroderma

La tirantez general de la piel de brazos, cara, o manos, la hinchazón de manos y pies y la rigidez articular y el dolor, constituyen señales de escleroderma. Se asocia con un aumento de los depósitos de tejido fibroso de la piel. Aunque con poca frecuencia, los depósitos internos se hacen más extensos y afectan prácticamente a todos los órganos del cuerpo.

La escleroderma y el lupus ocasionalmente se llaman afecciones del tejido conectivo. Las personas con escleroderma a menudo presentan también el fenómeno de Raynaud. En este último, los espasmos en los vasos sanguíneos de manos y pies producen cambios recurrentes del color de la piel debidos a exposición al frío o a estrés.

Síndrome de Sjögren

Si bien una leve disminución de la producción de saliva y lágrimas es normal con el envejecimiento, en esta afección las glándulas lacrimales y salivales se inflaman y esto interfiere en forma notable con el flujo de lágrimas y saliva. Como resultado, la boca se siente seca y los ojos arenosos y rasposos. El síndrome de Sjögren puede acompañar a la artritis reumatoide, al lupus, la escleroderma, o a la polimiositis. Las mujeres de mediana edad que padecen estos otros tipos de artritis corren mayor riesgo.

Polimiositis

Esta grave afección provoca inflamación y debilidad de prácticamente todos los músculos del cuerpo y de la garganta y en ocasiones puede dificultar el movimiento y la deglución. También provoca problemas pulmonares.

Artritis psoriásica

Las articulaciones de manos y pies corren particular riesgo de sufrir artritis psoriásica, la cual se asocia con psoriasis, una afección cutánea común. En esta enfermedad la membrana sinovial se inflama y también se afectan los tendones en el sitio en que se unen con los huesos.

Espondilitis anquilosante

Las personas con inflamación de las articulaciones de la columna vertebral y de los tendones y ligamentos en el sitio en que se unen con las vértebras, padecen espondilitis anquilosante. Este tipo de artritis suele presentarse en los hombres y se inicia antes de los 40 años. Como resultado, la columna vertebral queda rígida ("columna de palo" o de "caña de bambú").

Síndrome de Reiter

Como ocurre con la espondilitis anquilosante, en el síndrome de Reiter se produce inflamación de tendones y ligamentos en el sitio en que se unen con los huesos y en las articulaciones. Pero en este caso el problema reside en las articulaciones de brazos o piernas y no en la columna vertebral. Además del dolor articular, los enfermos presentan dolor en los talones, secreción de vías urinarias, una inflamación dolorosa de tipo ocular y una erupción.

Gota

La gota ataca en general a hombres mayores y suele presentarse de manera repentina, produciendo dolor intenso e inflamación en una sola articulación del pie, con frecuencia en la base del dedo gordo. La concentración excesiva de ácido úrico en el organismo provoca la formación de cristales microscópicos en los líquidos que lubrican la articulación afectada, lo que da lugar a una dolorosa inflamación conforme el organismo intenta liberarse de los cristales.

Seudogota

En la seudogota se acumulan cristales de sales de calcio en la cavidad articular y provocan dolor e inflamación similares a los de la gota. Pero en este caso la articulación afectada tiene más probabilidades de ser la rodilla, la muñeca, o el tobillo.

Polimialgia reumática

Este tipo de artritis afecta con mayor frecuencia a personas de raza blanca y de más de 50 años. Se caracteriza por dolor y rigidez en los músculos de los hombros, cuello, parte superior de los brazos, parte inferior de la espalda, muslos y caderas. En ocasiones se observa fiebre baja, fatiga y pérdida inexplicable de peso. El curso característico suele ser de dos años, y después de esto la polimialgia reumática generalmente desaparece. En ocasiones progresa a arteritis de células gigantes.

Arteritis de células gigantes

Si usted presenta dolores de cabeza de reciente aparición y las arterias de los lados de su cabeza cerca de los ojos (arterias temporales) se observan engrosadas y sensibles, quizá padezca arteritis de células gigantes (inflamación de las arterias). Sin tratamiento, el angostamiento o bloqueo arterial producido por esta afección puede ocasionar ceguera parcial o total y otros problemas vasculares graves, como ataques de apoplejía. La arteritis de células gigantes también conocida como arteritis temporal o arteritis craneal y se presenta después de los 50 años de edad.

Poliarteritis nodosa

La poliarteritis nodosa es una inflamación de los vasos sanguíneos, en particular de las arterias. Es una enfermedad potencialmente mortal que afecta o incluso bloquea arterias múltiples de todo el organismo, lo cual reduce el suministro de sangre a los órganos vitales, incluyendo el corazón.

Infecciones artríticas

Las articulaciones pueden infectarse cuando entra algún germen a la sangre. Por ejemplo, si algún forúnculo u otro tipo de infección libera bacterias estafilocócicas a la sangre, éstas pueden invadir la articulación de la rodilla u otros sitios. El dolor sueler ser intenso y repentino.

La gonorrea, una enfermedad bacteriana de transmisión sexual, provoca dolor articular y una erupción.

La enfermedad de Lyme puede ocasionar artritis. Tras el piquete de una garrapata, aparece una erupción roja o rosada con forma de disco seguida por fiebre, escalofrío, dolor de garganta, fatiga y náusea. Algunas semanas después suele desarrollarse rigidez y dolor articular.

Las personas con tuberculosis corren el riesgo de sufrir una forma infecciosa de artritis llamada artritis tuberculosa. La hepatitis B, la rubéola, las paperas y otras enfermedades virales también pueden provocar artritis.

Afecciones musculoesqueléticas relacionadas

Fibromialgia

La rigidez y dolor persistente en músculos, ligamentos y tendones, puede indicar fibromialgia. Los enfermos sienten dolor en todo el cuerpo y están particularmente sensibles. Sus síntomas pueden incluir dolor profundo o sensación de ardor. No es una afección progresiva, incapacitante o que ponga en peligro la vida, pero puede persistir de manera indefinida e interferir con el estilo de vida. Ciertas áreas del cuerpo que rodean determinadas articulaciones, llamadas "puntos sensibles", resultan particularmente dolorosas cuando se comprimen. Se desconoce la causa de la fibromialgia. Sus síntomas se asemejan a los de la artritis reumatoide y otras afecciones, como la enfermedad de Lyme y la baja producción de hormona tiroidea, pero no se observa inflamación articular ni hinchazón o daño en las articulaciones.

Osteoporosis

A diferencia de la osteo*artritis*, que se provoca por la desintegración del cartílago en el interior de las articulaciones, la osteo*porosis* es una enfermedad que debilita los huesos. Se provoca por una pérdida gradual de calcio en los huesos, lo que los hace más delgados y débiles y más propensos a las fracturas. Además, a diferencia de la osteoartritis que ocasiona rigidez y dolor, la osteoporosis es asintomática en sus comienzos. Quizá una fractura ósea constituya el primer indicio de que existe algún problema. A semejanza de la osteoartritis, la osteoporosis es frecuente, se asocia con el enveje-cimiento y ocurre con más frecuencia en las mujeres después de la me-nopausia. La mayor parte del dolor que se asocia a la osteoporosis es ocasionado por fracturas.

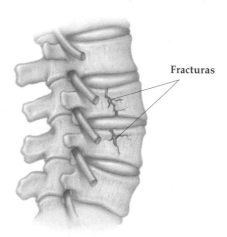

Fracturas

Cuando existe osteoporosis, las vértebras se comprimen unas contra otras y sufren fracturas como resultado de la estructura ósea débil.

Podríamos continuar describiendo formas menos conocidas de artritis y revisar a fondo diversas afecciones relacionadas con la artritis, pero éste no es el objetivo de la presente obra.

Este libro trata de la salud y la esperanza. Explica cómo tratar el dolor, la inflamación y las limitaciones que pueden acompañar a la osteoartritis y a la artritis reumatoide. Explica cómo modificar el estilo de vida a pesar de los dolores y de los problemas articulares que ocasionan estas formas de artritis.

La buena noticia es que estos dos tipos más comunes de artritis no ponen en peligro la vida y sí responden a los tratamientos médicos y a los cuidados personales. Es necesario que el enfermo esté informado acerca de su artritis, conozca sus limitaciones, sus opciones de tratamiento y, lo más importante, las medidas de autoayuda que puede tomar para controlar su artritis en forma conjunta con su médico.

Armado con esta información y manteniendo un actitud positiva permanentemente, usted podrá continuar activo ajustando su estilo de vida en los aspectos necesarios, pero sin comprometer su felicidad y realización.

Capítulo 2

Cómo proteger las articulaciones

U sted no manejaría deliberadamente su automóvil para caer en un bache, ni pasaría los topes a 85 kilómetros por hora, pues cualquiera de estas cosas dañaría a su vehículo y acortaría su vida útil. Del mismo modo debe cuidar sus articulaciones, en particular si usted padece artritis. Quizá ya presente rigidez y dolor y si se lesiona sufrirá limitaciones articulares y también de tipo personal. El objetivo del presente capítulo es enseñarle cómo proteger sus articulaciones y evitar que se dañen.

Una de las maneras más eficaces de preservar y proteger sus articulaciones es el ejercicio. Aunque aparentemente aumenta el riesgo de sufrir lesiones, el ejercicio adecuado en realidad prolonga la vida de las articulaciones. Los beneficios del ejercicio son los siguientes:

- Refuerza los músculos que cubren a las articulaciones artríticas, proporcionándoles así el apoyo tan necesario
- Aumenta la flexibilidad de las articulaciones y su margen de movimiento
- Reduce la fatiga, lo cual es muy importante, en especial en personas con artritis reumatoide
- Aumenta los niveles de energía
- Ayuda a perder peso, lo que reduce la carga excesiva para las articulaciones
- Contribuye a la calidad del sueño.

Discutiremos el ejercicio más ampliamente en el capítulo 3 (vea la página 27). Pero antes de iniciar cualquier tipo de actividad física, es necesario que usted comprenda algunos principios fundamentales para proteger las articulaciones.

Cómo proteger las articulaciones

Solicite consejo médico

Si usted no está acostumbrado a realizar actividad física y en particular si no sabe con certeza qué actividad le resultaría más benéfica o sería más adecuada, consulte a su médico. Quizá lo derive a un fisioterapeuta o un terapeuta ocupacional.

Empiece con lentitud

Para preservar el movimiento sin dañar las articulaciones, ejercítelas en todo el margen de movimiento sin dolor por lo menos una vez al día. Este tipo de ejercicios también nutre el cartílago. El margen sin dolor quizá varíe de un día a otro: tenga cuidado de no excederse, en particular si padece artritis reumatoide.

Estire con suavidad los músculos de las articulaciones afectadas por lo menos una vez al día. Tal vez sea conveniente por la mañana al levantarse, y definitivamente debe hacerlo al comenzar y terminar cualquier ejercicio. El estiramiento afloja los músculos y reduce el riesgo de sufrir lesiones. Un estiramiento lento y suave también incrementa el margen de movimiento de las articulaciones rígidas. Los tirones o rebotes repentinos son nocivos para las articulaciones, de modo que intente efectuar movimientos de estiramiento lentos y fluidos.

Calentamiento y enfriamiento

También se pueden calentar las articulaciones y los músculos con un cojín eléctrico o una compresa caliente, dándoles masaje, o caminando lentamente en un mismo sitio por algunos minutos. Una ducha o baño tibio antes del ejercicio también puede ser de ayuda. Las compresas calientes se aplican por 20 minutos y deben sentirse tibias y reconfortantes, ya que si están demasiado calientes se podría incrementar la inflamación y el dolor. Es importante no aplicar calor a una articulación que ya esté caliente e inflamada. Después de hacer ejercicio, aplique frío a las articulaciones afectadas por 10 a 15 minutos.

Aumente su nivel de ejercicio gradualmente

Comience en un nivel que le resulte cómodo. Quizá le baste con ir y venir caminando hasta la entrada de la cochera. Si eso es todo lo que usted puede hacer, comience por ahí. Cuando se sienta razonablemente cómodo, camine hasta la casa del vecino, y así sucesivamente.

Intente hacer ejercicios a diferentes horas del día. Identifique cuándo siente menos dolor y rigidez.

Aprenda a entender y a respetar su dolor

Aprenda a conocer la diferencia entre la incomodidad general de la artritis y el dolor producido por el uso excesivo de una articulación. Ajuste su nivel de actividad y su método de realizar las tareas para evitar el dolor excesivo. Entienda que es más probable que sus articulaciones se dañen cuando

Pierda esos kilos de más

No se desaliente si pesa más de lo que debe. Se encuentra en buena compañía. Muchas personas están dentro de esta categoría. Pero también tenga presente lo siguiente: El exceso de peso grave tiene implicaciones importantes para la salud.

Cuando uno excede su peso óptimo es más probable que desarrolle osteoartritis de la rodilla. Y si usted ya padece este problema tan frecuente, esos kilos de más pueden acelerar la desintegración del cartílago de la articulación de la rodilla, produciendo dolor e incapacidad. Otras articulaciones artríticas también pueden resultar dañadas por los kilos adicionales, incluyendo la espalda, las caderas, los tobillos, los dedos gordos de los pies y las manos.

Por supuesto, muchos factores contribuyen al desarrollo de la artritis y uno de ellos es la herencia; otro es alguna lesión a la articulación, y otro más es simplemente el paso del tiempo. Pero si usted está excedido de peso, esos kilos adicionales probablemente aceleren el proceso.

Los kilos de más también son un factor de riesgo importante para diabetes y afecciones cardíacas. Perder aunque sea algunos kilos (5 a 10% del peso) reducirá los factores de riesgo de afecciones cardiovasculares como hipertensión y aumento del nivel de colesterol sanguíneo y también disminuirá la posibilidad de que sufra dolor en las rodillas e incapacidad.

Una buena nutrición y el ejercicio adecuado son claves para el control de peso. Para encontrar sugerencias para ejercicio y nutrición, vea los capítulos 3 y 5.

estén doloridas e inflamadas. No ejercite de manera excesiva las articulaciones sensibles, lesionadas o gravemente inflamadas.

Si el aumento de dolor dura más de una hora o dos después del ejercicio o si el dolor se inicia con más rapidez día tras día, es probable que esté realizando demasiada actividad.

Conozca sus límites

Si usted padece osteoartritis de la cadera o la rodilla y los huesos y el cartílago de la articulación afectada no se encuentran demasiado desgastados, quizá le convenga realizar una actividad de relativo alto impacto, como la caminata. Pero si los huesos y el cartílago se encuentran desgastados de manera importante, este ejercicio podría provocarle aún más daños. La natación sería una mejor opción.

Si usted padece artritis reumatoide, le conviene realizar actividades de bajo impacto dependiendo del desgaste de las articulaciones afectadas por la artritis. Si la articulación en cuestión no se siente dolorida y determinada actividad no parece provocarle dolor, probablemente sea correcto que la lleve a cabo. Pero si la actividad le ocasiona dolor, deje de realizarla y considere un ejercicio alternativo.

Recuerde la importancia del reposo

Este concepto puede provocar confusión. En primer lugar, quizá su doctor le indique que permanezca activo; tal vez posteriormente escuche sobre la importancia especial del reposo.

Se trata de guardar un equilibrio delicado. En ocasiones necesitará reposar y ahorrar energía y en otros casos tendrá que ejercitarse para mantener la fuerza muscular, nutrir sus articulaciones, conservar una flexibilidad razonable e incrementar sus reservas de energía.

Hay dos formas de reposo: el de la articulación y el total. Es importante contar con ambos.

Reposo de la articulación. El uso de la articulación afectada la mantiene saludable y le proporciona nutrientes y oxígeno. Pero aun así, las articulaciones individuales se fatigan tras períodos de ejercicio. Si siente cansancio en los músculos de la cadera a lo largo del día, es un buen indicio de que necesita sentarse y descansar.

Reposo total. Si usted padece artritis y en particular si se trata de artritis reumatoide, es importante que su cuerpo esté bien descansado día tras día. La artritis reumatoide hace que usted sea particularmente vulnerable a la fatiga porque muchas de sus articulaciones se inflamarán. Además , puede

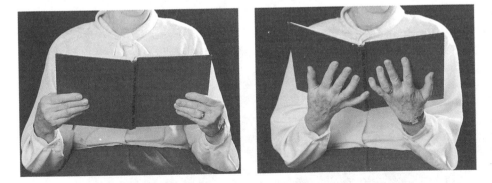

Si usted padece osteoartritis, hay maneras correctas e incorrectas de tomar un libro. *Izquierda*, si toma el libro entre el pulgar y los dedos, probablemente sienta dolor. *Derecha*, permita que el libro repose cómodamente sobre las palmas para aliviar el dolor.

haber inflamación en diversos órganos de su cuerpo. Esta afección puede provocarle anemia, lo cual contribuye a la fatiga.

La fatiga asociada con la artritis es un agotamiento profundo, que a menudo incluye debilidad muscular. En ocasiones le parecerá que prácticamente todo lo que intente realizar requerirá de un gran esfuerzo. Se sentirá casi desvalido y comenzará a preguntarse si aún tiene control sobre su propia vida.

El proceso de inflamación provoca dolor, lo cual ocasiona fatiga. Si usted experimenta una recurrencia o período de inflamación articular necesita programar más tiempo para que sus articulaciones descansen a lo largo del día. El dolor de las articulaciones también puede provocar la necesidad de cambiar de posición periódicamente para que las articulaciones afectadas dejen de soportar peso. En ocasiones el dolor le impedirá dormir o dormirá mal.

Si usted está exhausto, no tendrá ganas de hacer casi nada. Pero si usted no lleva a cabo suficiente actividad física, sus músculos se irán debilitando y le será aún más difícil iniciar cualquier tipo de actividad física.

Otras personas suelen seguir trabajando hasta terminar, sin importar la incomodidad, ya sea que estén caminando hasta la esquina ida y vuelta o terminando de lavar la ropa. Esta estrategia tampoco es buena. Si uno se ejercita con demasiado vigor o demasiada frecuencia sin descansar, los músculos y las articulaciones se tensarán y correrá el riesgo de sufrir una lesión.

Lo importante es descansar antes de estar demasiado agotado. Modérese; no siga "trabajando" cuando se sienta cansado. Interrumpa el ejercicio o las actividades de trabajo, y realícelos en segmentos breves con pausas constantes. Planee descansar 10 minutos por cada hora de esfuerzo físico. A simple vista, quizá el método parezca poco razonable y lleno de interrupciones, pero funciona.

De tiempo en tiempo en el transcurso del día, encuentre una posición cómoda y relájese por un rato. Puede emplear una silla cómoda, un sofá, una cama o reclinar el asiento de su vehículo en el estacionamiento. No es necesario que se duerma pero sí debe dar a su cuerpo la oportunidad de recuperarse.

Váyase a la cama a la hora apropiada. Evite la tentación de ver las noticias a altas horas de la noche o de terminar el capítulo de algún libro. Dormir bien por la noche permitirá que sus articulaciones obtengan el descanso necesario y le ayudará a recuperar su energía y a afrontar con mayor eficacia el dolor.

Si usted padece artritis reumatoide, intente dormir de ocho a nueve horas todas las noches. Si tiene problemas para dormir, consulte a su médico tan pronto como sea posible. En general, al tratar las perturbaciones del sueño la fatiga desaparece.

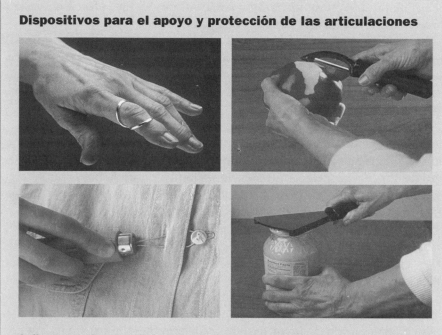

Dispositivos para el apoyo y protección de las articulaciones

Arriba, en sentido de las manecillas del reloj: Las férulas tipo anillos de plata limitan el movimiento de las articulaciones de los dedos (son menos incómodas que las férulas tradicionales, de modo que se pueden colocar varias en la misma mano); un pelador de papas con mango grueso de hule minimiza la acción de agarrar; un abre-frascos reduce la fuerza necesaria a un leve giro; agarraderas delgadas de alambre para cerrar botones sin tener que usar los dedos.

Cómo emplear los dispositivos de ayuda

Si observa los principios básicos para protección de las articulaciones logrará prolongarles la vida. Pero aunque usted se esmere en preservar sus articulaciones y reducir su desgaste, en ocasiones las medidas básicas no bastan. Se puede emplear un soporte para el dolor de rodilla, o quizá usted opte por usar bastón para aliviar el peso de la articulación mientras camina. Si tiene afectadas las manos, existen diversas herramientas y dispositivos que le ayudarán a mantener su estilo de vida activo.

En ocasiones las personas no desean emplear dispositivos de ayuda porque piensan que no los necesitan o consideran que el uso de medidas especiales es como darse por vencido. Otras personas piensan que si emplean un dispositivo de ayuda como el bastón se verán más viejas, o perderán más pronto sus facultades. En realidad, los dispositivos de ayuda desempeñan un papel importante en el autocontrol de la artritis.

Piense en lo siguiente: pocas personas dudan en subirse a un automóvil si tienen que atravesar la ciudad. No obstante, el automóvil constituye un dispositivo de ayuda, hace más fácil la meta, que en este caso es ir de un sitio a otro de la manera más rápida y más cómoda.

Los dispositivos de ayuda son algo muy similar: constituyen un medio para alcanzar un fin. Le permiten llevar a cabo sus actividades cotidianas más fácilmente, como por ejemplo abrir un frasco de tapa dura o darse un baño.

Las casas de suministros médicos y los catálogos ofrecen diversos artículos. La mayoría de ellos son poco costosos y se encuentran al alcance de casi todas las personas.

En ocasiones lo único que necesita es un poco de creatividad. Puede emplear recubrimiento de hule espuma del tipo que se emplea como aislante para las tuberías domésticas, con el fin de agarrar más fácilmente los utensilios y las herramientas. Este tipo de aislante se encuentra disponible en diferentes tamaños y puede cortarse para adaptarlo a todo tipo de aparatos manuales. El hule espuma también reduce las vibraciones.

La elección del dispositivo de ayuda correcto ayuda a minimizar la tensión en la articulación. A continuación se dan algunas sugerencias sobre el uso de las diversas opciones disponibles.

Ayudas manuales

Busque dispositivos de diámetro grande. Por ejemplo, la mayoría de los cepillos de dientes tienen mangos delgados, lo que le obligará a tomarlos con el puño casi cerrado. Si usted padece artritis, esta posición le provocará tensión dolorosa sobre las articulaciones y otras estructuras de los dedos, el pulgar y la muñeca.

Si padece artritis en las manos, evite cerrar el puño o tomar con fuerza algún objeto entre sus dedos. Una posición que provoca menos tensión a la mano es cuando los dedos y el pulgar no están muy apretados.

Arreglo e higiene personal

Si usted tiene margen de movimiento limitado, quizá desee usar cepillos y peines de mango largo. Los auxiliares para el baño como esponjas y cepillos le permitirán alcanzar sus pies y otras partes del cuerpo con menos esfuerzo y dolor. Puede forrar los mangos de los cepillos de dientes y de los espejos con hule espuma para agarrarlos más fácilmente. Los bancos para el baño, las barras para sostenerse y las extensiones para elevar la taza del baño le ayudarán a bañarse y a cuidar de su higiene personal más fácilmente de manera segura e independiente.

Al vestirse

Si usted tiene problemas para alcanzar los pies, compre un calzador con mango de extensión. Adquiera además un dispositivo que le permita ponerse las medias y los calcetines sin tener que inclinarse. Además, hay dispositivos para cerrar botones y cierres. Puede coser broches de velcro elastizado en las mangas de sus camisas para que se estiren mientras usted mete la mano, o coser los botones de las mangas con hilo elástico.

Elija faldas envolventes o pantalones elásticos si su margen limitado de movimiento le impide vestirse con comodidad. Las corbatas de clip son convenientes o puede dejar sin deshacer el nudo de la corbata y simplemente quitársela por la cabeza.

En la cocina

Organice su área de trabajo. Asegúrese de que todo lo que emplee con frecuencia se encuentre a su alcance. Guarde los utensilios de cocina de uso frecuente en gabinetes que se encuentren a una altura de la cadera al hombro. Elimine las cosas que utilice pocas veces.

Si instala una llave mezcladora con una palanca en el fregadero, todas las actividades que realice ahí le representarán menos carga para las articulaciones de los dedos.

Un abrelatas eléctrico es más fácil de usar que el abrelatas manual. También ocurre lo mismo con los cuchillos trinchantes, no todos son iguales. En vez de emplear un cuchillo convencional, compre uno con forma de L que tenga un mango vertical de diámetro ancho. Si tiene que emplear un cuchillo convencional, tómelo como si fuera una daga y efectúe

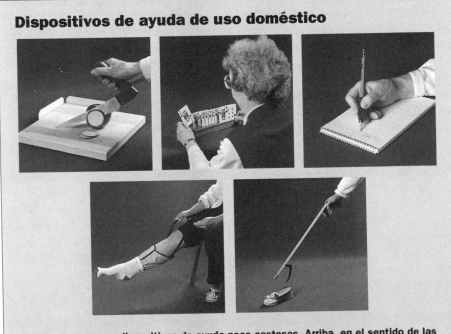

Dispositivos de ayuda de uso doméstico

Existen numerosos dispositivos de ayuda poco costosos. Arriba, en el sentido de las manecillas del reloj: Cuchillo especial y tabla para picar (los picos del centro mantienen los alimentos firmemente en su sitio); un conveniente sostén para jugar cartas; agarradera de plástico en la que se introducen los lápices o plumas para agarrarlos mejor; bastón (recogedor) para tomar objetos del suelo; dispositivo de ayuda para colocarse los calcetines o las medias que le permite realizar esta operación sin inclinarse.

movimientos en vaivén, sin emplear mucha presión (como si usara una sierra). Es más conveniente contar con un cuchillo eléctrico. Compre una tabla para cortar que tenga pequeñas salientes para mantener los alimentos firmemente en su sitio mientras los corta.

En la tienda de abarrotes, elija alimentos preparados que no requieran ser rebanados o cortados en cuadros. Las nueces picadas, por ejemplo, cuestan tan sólo un poco más y le ahorrarán tiempo y esfuerzo.

Adquiera un destapador de frascos que pueda montar debajo de algún gabinete de la cocina o de una mesa.

Limpieza del hogar

Para realizar trabajos domésticos, emplee mechudos, recogedores y escobas de mango largo. Si lava las ventanas con una esponja podrá mantener la mano abierta. Disponga de utensilios de limpieza en cada piso y guárdelos en un lugar de fácil acceso.

Si su lavadora o secadora tienen la puerta por delante, considere colocarlas sobre vigas de madera para tener un acceso más fácil. Evite inclinarse o agacharse de manera innecesaria.

Al ir de compras

Para algunas actividades, aún no existen sustitutos de las herramientas manuales. Pero en muchos casos ya existen instrumentos eléctricos. Por ejemplo, es preferible emplear martillos eléctricos que martillos comunes. Los desarmadores eléctricos provocan menos tensión sobre las articulaciones que los de tipo convencional.

Uso de soportes

Junto con los dispositivos diseñados para ayudarle a llevar a cabo tareas específicas, quizá necesite dar apoyo a una articulación dolorosa con un soporte externo. Cualquier tipo de soporte, en especial si se va a emplear en la rodilla, debe estar bien adaptado. Es importante acudir al médico y al fisioterapeuta para que queden bien adaptados.

Considere que el soporte es una férula que puede quitarse. El dolor y la inflamación se alivian inmovilizando la articulación pero, recuerde, el soporte no es una solución a largo plazo para resolver el problema del dolor. Sólo es conveniente para uso a corto plazo, de lo contrario, los músculos se debilitan y el dolor aumenta.

Uso de un bastón

Si una persona usa un bastón adaptado a su cuerpo y sus necesidades, puede contar con el suficiente apoyo, lo cual aumentará su independencia. Sin embargo, si el bastón está mal adaptado los problemas pueden ser mayores.

Un error frecuente es elegir un bastón demasiado largo. Esto empuja hacia arriba un lado del cuerpo, lo que ejerce tensión en la articulación del hombro y en los músculos del brazo. Cuando el bastón es demasiado corto,

Cuide sus articulaciones todos los días

Una parte importante de la protección de las articulaciones consiste simplemente en evitar situaciones que agraven su afección. Pero, ¿cómo poner este consejo en práctica en la vida cotidiana? A continuación le damos algunas sugerencias:

- Al escribir, guarde una buena postura y use buena iluminación. Relaje la mano y el cuello con frecuencia. Si le resulta doloroso sostener la pluma, emplee otra de tamaño más grande o fórrela. Los plumones y los bolígrafos de punta giratoria requieren menos presión que los lápices y los bolígrafos comunes
- Instale manijas tipo palanca en las puertas de su casa en vez de perillas
- Emplee un carrito de supermercado para transportar artículos pesados y evite así viajes adicionales al trasladar artículos para el jardín, bajar las compras del automóvil y llevar a cabo otras tareas en la casa
- Si viaja con equipaje, emplee un carrito liviano con ruedas (o una maleta con ruedas)
- En el curso de cualquier actividad, siéntese en vez de estar de pie siempre que le sea posible.

la persona tiene que inclinarse hacia adelante, lo cual genera presión adicional sobre los nervios de la muñeca. Sin importar que sea demasiado corto o demasiado largo, si el bastón no está bien adaptado, la persona quedará desequilibrada y caminará con menos estabilidad.

Al comprar un bastón no se decida únicamente por la apariencia. Los bastones elegantes quizá agreguen un toque de distinción, pero es más importante tener en cuenta otros factores:

Elija el estilo correcto. Si usted planea usar el bastón a diario, probablemente no le convenga adquirir uno con mango curvo (tipo "bastón de dulce") en particular si padece artritis de las manos. El peso de la persona no queda centrado sobre los bastones de este tipo, lo cual ocasiona presión sobre la mano. En vez de ello, es más conveniente elegir un bastón con cuello de cisne o con una agarradera que abarque el eje principal. Además, los bastones livianos son menos molestos que los pesados.

Considere la longitud. Para determinar la longitud correcta, póngase de pie erguido con los zapatos puestos y manteniendo los brazos a los lados. La longitud del bastón debe ser igual a la distancia desde el pliegue de la muñeca hasta el piso.

Al tomar el bastón mientras la persona está de pie el codo debe estar flexionado de 15 a 20 grados. Recuerde, si planea emplear el bastón con zapatos de distintas alturas, asegúrese de comprar uno de mango ajustable. Los bastones no ajustables pueden cortarse para adaptarlos, pero la persona debe usar siempre zapatos del mismo tacón.

Cuente con un mango firme. En general es más fácil tener en las manos un mango de diámetro grande por períodos prolongados. Asegúrese de que sus dedos no se superpongan con el pulgar al tomar el mango. Si usted padece artritis de las manos, pida a su médico o fisioterapeuta que le aconseje el tamaño de mango correcto.

Examine la punta. El bastón debe tener una punta de hule removible de 2.5 a 5 cm de ancho para contar con buena tracción y seguridad. Examine la punta con regularidad y reemplácela antes de que se desgaste y quede lisa.

En climas fríos, puede obtener una espiga de acero desmontable en el caso de que haya hielo en las calles.

Se obtiene más beneficio del uso del bastón si se emplea en el lado opuesto a la cadera, rodilla o pierna más débil o dolorida. Proceda moviendo su pierna más débil y el bastón a la vez. Esto mejorará su equilibrio y estabilidad y aliviará la tensión sobre el lado dolorido o débil.

Coloque sobre el bastón el peso que sea necesario para caminar con comodidad y de manera estable y uniforme.

Al subir por las escaleras, apóyese con el bastón y su pie "bueno". Después, suba con el lado "malo". Al bajar, proceda de manera opuesta. En ambos casos, tómese del barandal con la mano libre.

Una vez que cuente con un bastón adaptado correctamente y lo haya empleado por cierto tiempo, decida si le ayuda o constituye un impedimento. Si usted tiene una discapacidad permanente, el bastón será un compañero a largo plazo. Si se está recuperando de una intervención quirúrgica de sustitución articular por osteoartritis grave, no use el bastón por mucho tiempo.

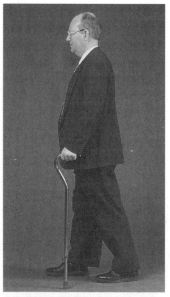

Es importante que el bastón esté bien adaptado a la persona. Cuando es del tamaño correcto, al tomarlo se puede doblar ligeramente el codo.

Equipo disponible

Si usted vive en una ciudad grande, probablemente encuentre en la sección amarilla del directorio telefónico los números de proveedores de equipo médico de la localidad. Puede ponerse en contacto con compañías distantes llamando a números gratuitos. Las tiendas grandes en ocasiones envían sus catálogos sin costo para el cliente.

Si usted cuenta con computadora, módem y teléfono puede efectuar compras electrónicas. Para encontrar información, algunas precauciones para navegar en Internet y consultar información sobre la salud y suministros lea el capítulo 13.

Capítulo 3

Cómo ejercitarse correctamente

*¡N*o deje de moverse! Este es un buen consejo para casi cualquier persona, sin importar que sufra o no de artritis. Recuerde esto al considerar el tipo y la cantidad de ejercicio que vaya a realizar. En este capítulo se discuten los beneficios del ejercicio y se le brinda ayuda para determinar su nivel de actividad y fijarse metas. También se le proporciona información y ejercicios específicos para comenzar. Sin embargo, es importante reconocer en primer término que usted es el experto: sólo usted sabe cómo se siente y sólo usted, según su experiencia previa, sabrá cuándo es demasiado. Su programa de ejercicio será cada vez más efectivo conforme escuche a su propio cuerpo y actúe en consecuencia.

Importancia del ejercicio

Para decirlo de manera positiva, la actividad es fundamental para la salud. El ejercicio aeróbico contribuye en forma importante al buen estado cardiovascular. La salud cardiovascular incluye algo más que el bombeo cardíaco y una buena respiración; se trata de algo complejo. Implica qué tan adecuadamente toman oxígeno de la sangre los músculos y tejidos. Incluye la densidad de los pequeños vasos sanguíneos (capilares) que alimentan a los tejidos. La composición del cuerpo también afecta a la salud cardiovascular, igual que la capacidad del organismo para manejar la grasa y las sustancias similares a ella que se encuentran en la sangre (lípidos). El reposo prolongado en cama y la inactividad dañan estas funciones y producen mala salud cardiovascular. La inactividad reduce la circulación en las piernas y también disminuye la capacidad del organismo para extraer oxígeno de la sangre. Por falta de ejercicio, los huesos pierden densidad y los músculos se debilitan y su flexibilidad disminuye.

El ejercicio forma parte de la solución a las quejas más frecuentes de las personas con artritis. La mayoría de las personas artríticas dicen que su principal problema es el dolor. El ejercicio de tipo y cantidad adecuada ayuda a reducir el dolor provocado por la artritis. La segunda queja más frecuente de los artríticos es la fatiga. La recomendación para hacerle frente es reposo adecuado y acondicionamiento aeróbico.

Hace años los médicos recomendaban a las personas artríticas reposo, protección de las articulaciones y medicamentos, lo cual aún constituye un buen consejo durante un nuevo ataque, pero es importante guardar un equilibrio saludable entre realizar ejercicio adecuado y reposo. Una buena regla a seguir es "Que la comodidad sea la pauta", pero no olvide realizar sus ejercicios diariamente. Se tarda por lo menos dos días para recuperar el estado que uno pierde por cada día de inactividad. Si alguna recurrencia le impide llevar a cabo su caminata habitual de 45 minutos, no deje de realizar sus ejercicios de flexión. Intente cubrir los 45 minutos dividiendo el ejercicio en períodos más breves. Si caminar sobre superficies duras le produce dolor intente caminar en el agua.

Un programa de ejercicios razonable le ayudará a reducir su riesgo de enfermedades cardiovasculares e incrementará su resistencia. [Ayudará a hacer más lentas las pérdidas óseas que conducen al adelgazamiento de los huesos y los dejan susceptibles a fracturas (osteoporosis)]. El ejercicio adecuado aumenta la flexibilidad y fortalece los músculos que estabilizan las articulaciones, ayuda a reducir la rigidez matutina y conservar la movilidad, mejora el equilibrio e incrementa la resistencia, y algo de particular importancia para las personas con artritis, el ejercicio ayuda a controlar el peso. Así, las articulaciones dejan de sufrir tensiones innecesarias. El ejercicio permite mayor facilidad para cargar las bolsas de las compras, entrar y salir de la tina del baño, subir y bajar del automóvil y evitar las caídas. Además de estos beneficios físicos, el ejercicio mejora el estado de ánimo y proporciona una renovada sensación de bienestar. Es un hecho comprobado que las personas con artritis que se mantienen activas sufren menos que las que no están en forma.

Un programa hecho a su medida

No es posible emplear un método "general" para las personas con artritis, pues el único experto en el tema es cada individuo. Aprenda a prestar atención a su cuerpo. Su sistema nervioso es una buena fuente de información, si sabe cómo evaluarlo. La experiencia es la mejor indicadora del nivel de actividad adecuado para usted. Recuerde cómo se siente al comenzar una actividad, y al terminarla, observe de nuevo cómo se siente: ¿Se siente igual o mejor? y, ¿cómo se siente dos horas más tarde (o dos días después)? Un nivel de actividad adecuado para usted debe hacerle sentir igual o mejor después. Si se siente peor, especialmente después de transcurridas varias horas o al día siguiente, está realizando algo incorrecto.

Quizá realizó ejercicio excesivo o está llevando a cabo alguna actividad de una forma que agrava su afección. Escuche a su cuerpo cuando le habla; no repita la misma actividad del mismo modo y al mismo nivel al día siguiente. Aumente su nivel de ejercicio gradualmente o pida a un fisioterapeuta o a un médico que le ayude a determinar si está realizando esa actividad de la manera más eficaz.

Antes de modificar su rutina de ejercicio, sométase a un examen físico completo y discuta sus planes con su médico. Es muy conveniente que el médico esté al tanto de sus necesidades específicas. Pregúntele si debería consultar a un fisioterapeuta o a un terapeuta ocupacional. Estas personas están capacitadas para ayudarle a encontrar cómo moverse con más eficacia. Un terapeuta que haya tenido éxito trabajando con personas artríticas muchas veces puede ser de gran ayuda. Pero de nuevo, recuerde que el experto en la materia es usted. El terapeuta (o inclusive el médico) no sabe lo que usted siente tan bien como usted mismo.

Un programa bien diseñado debe incluir actividades que usted disfrute. Algunas personas disfrutan ejercitándose en compañía de familiares o de amigos. La caminata es una buena manera de empezar. Una vez más, sus metas pueden ser muy distintas que las de otra persona que no padece artritis y conforme escuche lo que su cuerpo le dice, modifique sus metas día tras día a medida que su condición cambie.

Algunas personas artríticas se sienten contentas con poder dar un paso o dos. Tal vez usted pueda caminar fácilmente varios kilómetros. De cualquier manera, la caminata es una actividad excelente para el acondicionamiento general, pues mejora la salud cardiovascular y la densidad ósea. También ayuda a que los músculos y articulaciones se nutran; mejora la flexibilidad y el equilibrio, por lo tanto ayuda a evitar que los tropezones se transformen en caídas. Si usted no disfruta caminar, quizá prefiera andar en bicicleta, ya sea al aire libre o en bicicleta fija. Estas prácticas deportivas le ayudarán a realizar sus actividades cotidianas normales sin "perder el aliento" o marearse, sudar, o experimentar fatiga. También le ayudarán a controlar su peso, a dormir bien y a mejorar su sensación de bienestar.

Incluya actividades para mejorar su flexibilidad varias veces al día. Los ejercicios de estiramiento y margen de movimiento contrarrestan la rigidez que provoca la artritis en las principales articulaciones y en la columna vertebral. Los músculos con alto nivel de elasticidad son menos susceptibles a las lesiones. De nuevo, el médico o el fisioterapeuta podrá indicarle la manera correcta de estirar el músculo, pero sólo usted sabrá cuándo lo ha estirado demasiado, o por un tiempo muy prolongado. Las nuevas directrices de los Centros de Control y Prevención de Enfermedades (*Centers for Disease Control and Prevention*), de la *American Heart Association*, del *American College of Sports Medicine* y otros, hacen hincapié en realizar ejercicio regular y moderado. La frecuencia y duración de la actividad son más importantes que la intensidad.

Sus metas de actividad

Esas directrices recomiendan realizar por los menos 30 minutos de actividad física de intensidad leve a moderada casi a diario. Incluya el ejercicio
de manera creativa dentro de su estilo de vida. Mire las noticias por televi-
sión mientras camina en la banda mecánica; lea una revista o un libro
mientras monta una bicicleta fija. Programe el ejercicio dentro de sus
actividades, como si se tratara de una ronda de golf. Aunque el ejercicio
sostenido de tipo continuo quizá produzca mayores beneficios, no es
necesario que usted realice todo el ejercicio en una sola sesión. También
obtendrá beneficios de períodos breves de actividad, tal vez realizando el
ejercicio en intervalos de cinco a 10 minutos, hasta sumar un total de por lo
menos 30 minutos. La clave es la cantidad total de energía que se gasta, no
la intensidad. Si no puede continuar conversando o experimenta dolor
grave mientras se ejercita, probablemente esté haciendo demasiado. Una
caminata con familiares o amigos es un buen método para combinar el
ejercicio con el tiempo dedicado a estas personas. Caminar con los niños les
inculca un hábito saludable que podrán incorporar a su vida.

Las actividades en las que se rebota y las de alto impacto como el *jogging*
(trote), el básquetbol y algunas clases de ejercicios aeróbicos, provocan tensión
en las articulaciones y quizá agraven sus síntomas. En vez de ello, recurra a
actividades de baja intensidad, como dar un paseo a pie, el baile social de bajo
impacto, o los ejercicios suaves en el agua. De ser posible, recurra a actividades de intensidad moderada, como una caminata rápida, natación, ejercicios
aeróbicos en el agua, ciclismo, baile aeróbico de bajo impacto, o remo.

Programas organizados

Algunas personas disfrutan participando en alguno de los diversos
programas de ejercicio que tienen en cuenta las necesidades especiales
de personas artríticas. Su médico o fisioterapeuta podrá proporcionarle
información al respecto e indicarle si estas actividades son adecuadas
para usted. Muchas rutinas se enfocan a realizar ejercicios sencillos en
una silla y movimientos de brazos y piernas, empleando pesas livianas y
con repeticiones frecuentes para acondicionar la región superior e
inferior del cuerpo. Tenga cuidado con las repeticiones constantes, en
particular si padece artritis reumatoide, ya que puede agravar el dolor
de las articulaciones. Los ejercicios en silla no ayudan a mantener la
fuerza ósea tanto como los ejercicios de marcha; si es posible, agregue
una caminata a una rutina de este tipo. Al evaluar un programa de
ejercicios tome en consideración sus demás actividades cotidianas.
Asegúrese de no ejercitar una articulación o algún grupo muscular en
forma excesiva. A continuación se incluyen algunos programas que
probablemente sean convenientes para usted.

Todos los movimientos cuentan

Las actividades cotidianas normales constituyen un tipo de ejercicio, además de las sesiones formales de ejercicio. Su salud se beneficia cuando saca la basura, asea el hogar, va de compras, aspira las alfombras, hace la cama y corta el césped. Pero considere estas actividades como un suplemento y no como un sustituto del ejercicio regular. Y no olvide equilibrar estas tareas con el reposo necesario.

Puede aumentar el total de ejercicios que realiza incrementando la actividad física durante las tareas cotidianas. Estacione su auto en lugares que se encuentren más lejos de su destino para caminar un poco, o saque a su perro a caminar más lejos, no se limite solamente a dar la vuelta a la manzana.

Unas palabras de advertencia: Recuerde que la mecánica corporal y la postura durante el ejercicio son muy importantes. Una mala postura o una mecánica corporal incorrecta provocará más dolor en las articulaciones o le ocasionará inflamación. Algunas posiciones provocan tensión sobre ciertas articulaciones. Por ejemplo, si usted no encuentra una posición cómoda cuando usa una aspiradora , pida a un fisioterapeuta que le ayude a encontrarla.

Ejercicios en el agua: Los ejercicios acuáticos son particularmente benéficos. El agua tibia es tranquilizante y relaja los músculos (a temperatura de 28 a 32 °C). Al flotar el cuerpo en el agua se alivia la tensión sobre las articulaciones y se adquiere resistencia para fortalecer los músculos. En 1993, más de 56, 000 personas participaron en los programas de ejercicio acuático de la *Arthritis Foundation* (Fundación para la Artritis). Investigue si en su localidad cuenta con este recurso.

Tai Chi: Actualmente las personas recurren al antiguo arte marcial chino de Tai Chi para relajarse y fortalecer los músculos y articulaciones y reducir las tensiones del cuerpo y de la mente. Los movimientos deliberadamente circulares y lentos del Tai Chi, combinados con respiración profunda y normal, pueden incrementar la circulación, relajar el cuerpo y la mente y aliviar el dolor crónico. Al concentrarse en el movimiento del cuerpo se sentirá despierto y tranquilo, efecto que ha dado lugar a que se denomine al Tai Chi "meditación en movimiento". Es probable que en su localidad ofrezcan clases de Tai Chi.

Videos: Existen numerosos videos de ejercicios diseñados específicamente para personas artríticas, aunque quizá algunos de ellos contengan movimientos que no sean adecuados para su nivel de fuerza o capacidad. Discuta cada ejercicio del video con su fisioterapeuta y deje de realizar aquellos movimientos que le parezcan demasiado difíciles o le provoquen dolor o inflamación en las articulaciones.

- La Arthritis Foundation cuenta con un conjunto de dos videos, *People With Arthritis Can Exercise (Las Personas con Artritis Pueden Ejercitarse [PACE])*. El Nivel 1 ofrece ejercicios suaves en posición sentada o de pie y el Nivel 2 es un programa moderado. Para solicitar una copia de las cintas, póngase en contacto con la biblioteca de su localidad, el grupo de apoyo para la artritis, o la sede de la Arthritis Foundation, o llame a la oficina central nacional para miembros en Estados Unidos al 800-722-3236 para adquirirlos.
- *Gentle Fitness* (Cómo Estar en Forma sin Esfuerzo) es un video diseñado para personas de todas las edades, incluyendo aquellas con energía, fuerza o movilidad limitada. Si usted encuentra que la serie PACE es demasiado fuerte, quizá ésta sea la elección adecuada. Puede adquirir el video llamando al 800-566-7780.

Es muy probable que continúe con su programa de ejercicios si le resulta divertido. Pero no deje de dedicarle un poco de tiempo. Las personas que mantienen un nuevo comportamiento por seis meses suelen lograr el éxito a largo plazo, ya que esto se transforma en un hábito. Muchos clubes deportivos ofrecen clases para personas que nunca han hecho ejercicio. Considere que su meta es ejercitarse (de modo que el ejercicio sea una recompensa en sí), en vez de intentar alcanzar una meta más "lenta" como perder peso.

Evaluación de su estado físico

La condición física tiene diversos componentes, entre ellos: capacidad aeróbica, condición física muscular, composición corporal adecuada y buena postura. Al inicio del capítulo, al describir la condición física cardiovascular se mencionaron los beneficios del ejercicio aeróbico ("ejercicio con oxígeno"). Este tipo de ejercicio hace que el cuerpo emplee en forma continua oxígeno y calorías adicionales. La caminata, el ciclismo y la natación son buenos ejercicios aeróbicos para personas con artritis.

La "buena" condición física muscular es un término general, incluye: flexibilidad, margen de movimiento, resistencia y fuerza. El margen de movimiento se refiere a la distancia y el sentido en que una articulación puede moverse y también mide la capacidad muscular para estirarse. Si sus músculos no se estiran lo suficiente, quizá su articulación esté bien pero no logre moverse. Los ejercicios de estiramiento son buenos para mejorar la flexibilidad; sin embargo, en ocasiones resultan difíciles y dolorosos para personas con osteoartritis o artritis reumatoide graves. Es fácil lastimarse cuando uno se estira demasiado. Recuerde que usted es el que posee mejor información acerca de su cuerpo, comenzando por su propio sistema nervioso. Evite estirar un músculo hasta el punto en que le produzca dolor.

Practique Tai Chi para aliviar el dolor crónico

El Tai Chi se creó hace más de 1, 000 años y en él se emplean literalmente cientos de combinaciones de movimientos. Pero el enfoque de este ejercicio es coherente: combina la concentración, el estiramiento, el equilibrio y la gracia. Si practica Tai Chi a diario, le ayudará a aumentar el margen de movimiento y a fortalecer los músculos, así que le proporcionará ejercicio mental y corporal.

Si bien hay varias escuelas para el aprendizaje del Tai Chi, todas se basan en los siguientes principios fundamentales:

- *El cuerpo está relajado.* Los movimientos son parejos y fluidos. El cuerpo se mantiene equilibrado y firme. Los músculos no se encuentran rígidos y la respiración es profunda y constante.
- *La mente está tranquila pero alerta.* Se concentra mucho en los movimientos.
- *Los movimientos del cuerpo son coordinados.* Las manos, los ojos, el tronco y las extremidades realizan movimientos como un todo. Dichos movimientos son suaves y todas las partes de su cuerpo se encuentran en movimiento constante.

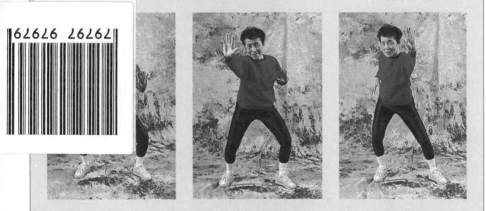

Estos ejercicios sólo son parte de un grupo de los movimientos de Tai Chi. Los 13 movimientos del grupo se realizan como si fueran un solo movimiento fluido.

Si padece artritis, las actividades diseñadas para fortalecer el cuerpo de manera específica muchas veces constituyen un gran reto. Antes de agregar ejercicios de fortalecimiento a su programa, consulte a un fisioterapeuta experto en trabajar con personas con artritis. Es necesario que usted cuente con instrucciones claras y cuidadosas. Revise sus progresos con el terapeuta periódicamente. Hay menos probabilidades de que se lastime y más probabilidades de que disfrute del ejercicio si inicia un programa de ejercicios con actividades de margen de movimiento y caminatas.

La composición corporal se refiere a las proporciones de huesos, músculo y grasa del cuerpo. ¿Es usted delgado, musculoso, o tiene exceso de peso? La composición inadecuada del cuerpo contribuye al dolor artrítico; además, la osteoartritis empeora en las personas con exceso de peso y el exceso de kilos aumenta la fatiga. Si usted es una persona realista, probablemente podrá juzgar la composición de su cuerpo mirándose al espejo. Si necesita ayuda para determinar si realmente tiene exceso de peso, hable con su médico. En caso de que tenga peso excesivo, bajar razonablemente de peso aumentará su resistencia y energía.

La buena postura es importante para todos, pero es de particular importancia para las personas con artritis. Muchos artríticos padecen más dolor como resultado de una mala postura. Si usted no tiene buen entrenamiento aeróbico, quizá su columna vertebral tienda a estar encorvada. La falta de resistencia reducirá su capacidad para mantenerse en buena postura. La solución a los problemas de postura no consiste simplemente en seguir las instrucciones de su madre de "enderezarse".

La buena postura no significa mantenerse en posición rígida o muy erecta. Normalmente, las personas con buena postura cambian de posición constantemente. El movimiento proporciona nutrición al cartílago y a las superficies articulares. De hecho, los movimientos constantes de un niño de cinco años favorecen la buena postura, y no es conveniente estar sentado todo el día. La manera más sencilla de mejorar la postura es caminando. A medida que camine más rápido, sus músculos tendrán que trabajar más para mantenerlo erecto y recto e impedir que caiga. Algunas personas encuentran que la natación también les ayuda a mejorar la postura.

Las siguientes pruebas de autoevaluación le ayudarán a determinar si se encuentra en forma actualmente. Si las actividades descritas le resultan demasiado fuertes, pida a su médico o fisioterapeuta un sustituto adecuado. Antes de realizar cualquiera de estas actividades, caliente los músculos que vaya a emplear en cada una estirándolos con suavidad, o realice ejercicios de margen de movimiento. Inicie un diario de ejercicios y tome notas que le servirán para determinar sus progresos.

Condición aeróbica

Efectúe una prueba caminando una distancia que le resulte cómoda, ya sea tres metros o un kilómetro. Encuentre un sitio para caminar que tenga una superficie lisa, por ejemplo la sala, o quizá el parque o algún camino escolar. Tome el tiempo con su reloj y comience a caminar a paso tranquilo. Camine tan rápido como le resulte cómodo. Si no cuenta con el aire necesario para mantener una conversación, esto es indicio de que está caminando demasiado rápido. Después de caminar la distancia propuesta, mire de nuevo su reloj y anote el tiempo.

Entrenamiento muscular

- Para examinar la fuerza de la parte superior de su cuerpo, realice lagartijas. Llévelas a cabo con cuidado o recurra a otra actividad si padece artritis de manos, codos, u hombros. Póngase de pie a un brazo de distancia de la pared y coloque las palmas en ella. Inclínese hacia la pared flexionando los brazos y después estírelos. Repita el ejercicio, deténgase cuando sea necesario para descansar y anote cuántas lagartijas realizó.
- Para examinar el equilibrio, póngase de pie cerca de una pared (por si necesita detenerse) y anote cuánto tiempo puede permanecer de pie sobre un pie a la vez.
- Para medir la flexibilidad y fuerza de sus muslos, siéntese en una silla y estire las rodillas hacia el frente, lo más que pueda. Mida la distancia desde sus talones hasta el piso, u observe qué ángulo forman sus rodillas. Tenga cuidado de no lastimarse la espalda.
- Con una mano a la vez, intente llegar tan lejos como pueda detrás de la espalda.

Postura

- Observe con cuidado su postura corporal de pie ante un espejo en el que pueda ver todo su cuerpo. Las orejas deben estar alineadas con los empeines y la región lumbar de la columna debe estar ligeramente curva.
- Siéntese en una silla con los glúteos tocando el respaldo y con los pies planos sobre el piso. Sus muslos deben estar paralelos al piso.
- Póngase de pie con los talones tocando la pared, descansando los glúteos, la espalda y la cabeza en ella. Debe quedar un espacio tal, que le permita colocar el brazo entre la región lumbar y la pared.

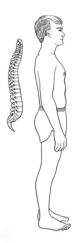 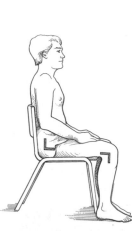 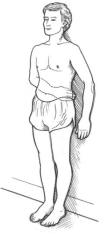

Posición erguida correcta   **Posición sentada correcta**   **Posición de pie junto a la pared**

Cómo comenzar

Ejercítese cuando le resulte más conveniente. Al levantarse conviene que lleve a cabo ejercicios suaves para aflojar su cuerpo o aguarde hasta que sienta menos rígido, o incluso, puede llevarlos a cabo al finalizar el día. Al ejercitarse por la tarde, pero no justo antes de irse a la cama, dormirá mejor y se sentirá menos rígido por la mañana. No haga ejercicio inmediatamente después de comer. Muévase siguiendo un ritmo lento y continuo, sin jalones ni rebotes. No contenga la respiración, porque esto priva a los músculos de oxígeno y los cansa. Mantenga una buena postura mientras se ejercita.

Evite ejercitar las articulaciones sensibles, lesionadas o muy inflamadas. Si percibe un dolor nuevo en las articulaciones, deténgase. Si el nuevo dolor dura más de dos horas después de haberse ejercitado, probablemente es señal de que ha llevado a cabo actividad en exceso. Descanse y tome un calmante para el dolor de venta libre según lo necesite. La próxima vez divida la actividad en segmentos más pequeños o reduzca la intensidad o el número de repeticiones. Si el dolor persiste más de algunos días, póngase en contacto con su médico. Si se las ingenia, podrá continuar realizando ejercicios suaves durante las recurrencias (a menos que tenga algún hueso fracturado). Si una recurrencia afecta sus rodillas y le limita la distancia que puede caminar, intente usar bastón, camine en la piscina, o emplee una bicicleta fija sin resistencia.

Caliéntese los músculos con una ducha tibia, compresas calientes o masaje antes de hacer ejercicio, pero no aplique calor a una articulación ya inflamada. Después de ejercitarse, quizá sea de ayuda aplicar calor o frío a las articulaciones inflamadas durante 10 a 15 minutos. Si usted no toma medicamentos antiinflamatorios en forma regular y si el calor o el frío no le alivian el dolor, quizá le convenga tomar una aspirina, algún fármaco antiinflamatorio no esteroide (AINE) o acetaminofeno una hora antes de ejercitarse para limitar la inflamación y reducir el dolor. Evite mezclar los medicamentos y no se exceda en su consumo, porque entonces el dolor que le advierte que debe detenerse quedará enmascarado. Pero si ya cuenta con un tratamiento diario para el alivio del dolor y no puede hacer ejercicio sin sentir dolor, quizá necesite la ayuda de un fisioterapeuta. No se esfuerce al realizar algún ejercicio o movimiento; comience gradualmente. Quizá sienta una leve incomodidad pero no debe sentir nuevo dolor. Intente realizar menos ejercicio pero con más frecuencia durante el día.

Siempre debe dedicar cierto tiempo a realizar ejercicios suaves de margen de movimiento y calentarse. Estire con suavidad los músculos de los muslos (página 44), o comience a caminar despacio. Inicie los ejercicios de flexión (páginas 38-44). Al principio, quizá se canse pronto. Intente caminar o realizar ejercicios de margen de movimiento diariamente por cinco minutos. Conforme le resulte cómodo agregue más ejercicio, o aumente su ritmo.

Aumente el tiempo gradualmente, hasta que se ejercite un mínimo de 30 minutos por lo menos cuatro veces por semana. Establezca metas razonables. Tal vez sólo pueda caminar un minuto diariamente al comenzar, pero si agrega un minuto cada semana, logrará caminar casi una hora a diario transcurrido un año. Durante los cinco o 10 minutos finales de cada sesión realice el ejercicio con más lentitud y deje que sus músculos y su frecuencia cardíaca regresen a la normalidad.

Señales de advertencia

Es importante escuchar a su cuerpo con cuidado cuando padece artritis. Aprenderá por ensayo y error cuándo se ha excedido; cada persona reacciona de manera diferente cada día. Preste atención a cómo se siente antes y después de hacer ejercicio. Regla número 1: Si se siente igual o mejor, este ejercicio funciona. Si se siente peor, no es el indicado.

Introduzca nuevas actividades gradualmente y tenga en cuenta las señales de advertencia. Llame a su médico de inmediato si siente dolor en el tórax, dificultad para respirar, sensación de desmayo, mareo o náusea. Si al hacer ejercicio le da algún calambre o dolor muscular, frote y estire con suavidad el músculo hasta que el dolor desaparezca. En caso de que el dolor persista y su extremidad pierda color, acuda al médico de inmediato.

Termine la sesión con movimientos lentos y sencillos. Si experimenta nuevo dolor posteriormente durante el día o siente fatiga al día siguiente, probablemente haya realizado demasiado y muy rápido, quizá requiera una nueva actividad. Su médico o fisioterapeuta podrán aconsejarle al respecto.

Equipo

La parte más importante del equipo es contar con un par de zapatos deportivos, cómodos y que le proporcionen el apoyo adecuado para realizar ejercicio. Siempre debe reemplazarlos antes de que el desgaste le provoque dolor en los pies. Puede comprar mangos especiales para su equipo deportivo (como por ejemplo, palos de golf y raquetas para tenis de mesa) y también herramientas para el jardín. Un terapeuta ocupacional podrá aconsejarle al respecto.

Tenga cuidado al agregar peso, pues éste puede agravar el dolor articular y aumentar la inflamación, especialmente si padece artritis muy activa. No invierta mucho dinero en equipo de entrenamiento con pesas; en vez de eso, use calcetines viejos y llénelos con frijoles o monedas, también puede usar latas de alimentos. Algunas tiendas de equipo para atletismo venden pesas por kilos. Además, en los anuncios clasificados del periódico, podrá encontrar equipo usado. Los médicos y terapeutas con frecuencia recomiendan a las personas con artritis reumatoide el uso de pesas ligeras, o bien les indican que se ejerciten sin agregar peso.

Ejercicios recomendados

Si usted puede caminar, recurra a la caminata como ejercicio inicial. En caso contrario, intente montar la bicicleta fija sin resistencia, o realice ejercicios de manos o de brazos. Es conveniente que cada articulación se mueva en todo su margen de desplazamiento a diario. Las siguientes descripciones probablemente le recuerden lo que ha aprendido en fisioterapia. Si no las entiende, hable con su terapeuta o con su médico o búsquelas en algún video que ellos le recomienden.

Ejercicios de flexión

Estos ejercicios ayudan a mantener el funcionamiento articular normal y alivian la rigidez. Realice una serie de ellos de cinco a 10 minutos varias veces al día. A medida que pueda, agregue gradualmente algunas repeticiones.

Para el cuello:
- Incline la cabeza y el cuello hacia adelante, tocando el tórax con la barbilla; regrese a la posición vertical.
- Incline la oreja hacia el hombro izquierdo sin levantar los hombros; regrese a la posición vertical. Repita el ejercicio hacia la derecha.
- Gire la cara hacia la izquierda manteniendo el cuello, los hombros y el tronco alineados; repita el movimiento hacia la derecha.

Para los hombros:
- Con los brazos a los lados del cuerpo, gire los hombros hacia adelante en movimientos circulares. Después efectúe el movimiento contrario.
- De pie con los pies abiertos una distancia equivalente a la que separa los hombros, tome un bastón, palo de escoba o barra, cómodamente, con ambas manos (1). Levántelo hacia adelante y hacia arriba, hasta que llegue sobre su cabeza y regrese a la posición inicial; después, repita el movimiento. Puede colocar las palmas de las manos hacia arriba (como se ve en la ilustración 1) o hacia abajo (2).

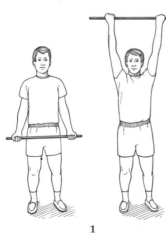

1

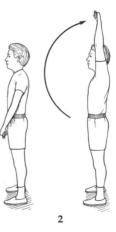

2

- Para ejercitar un brazo, tome el bastón verticalmente y colóquelo frente a usted. Coloque el brazo que va a ejercitar en la parte superior del bastón (3). Con el brazo que queda en la parte inferior empuje el bastón para elevar más el brazo que está ejercitando.

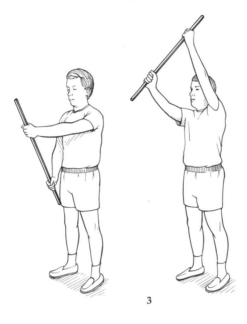

3

- De pie, con los pies a una distancia equivalente a la que separa los hombros, tome el bastón con ambas manos colocando hacia arriba la palma de la mano que va a ejercitar (4). Eleve el brazo hacia uno de los lados (no hacia el frente). Continúe hasta tocar la oreja con el brazo y regrese después a la posición inicial. Cambie de manos y repita el movimiento (5).

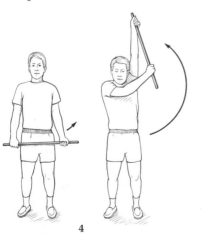

4

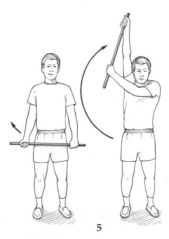

5

- De pie con los pies a una distancia
equivalente a la que separa los
hombros, coloque el bastón por
detrás de la espalda con las manos
separadas una distancia equivalente
al ancho de los hombros (6). Mueva
con lentitud el bastón hacia atrás y
hacia arriba sin doblar los codos (7).
Todos los movimientos deben prove-
nir de los hombros; no se incline
hacia adelante para elevarlos más.
Regrese a la posición inicial.
Repita el movimiento.

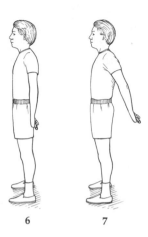

6   7

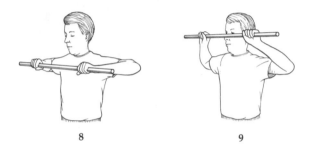

8   9   10

- Con los brazos a los lados del cuerpo doble los codos y tome el bastón y
colóquelo frente del pecho (8). Eleve con lentitud el bastón en un arco
ascendente hacia la cabeza (9); trate de no mover la parte superior de los
brazos. Repita el movimiento. Desplace el bastón sobre la cabeza y
hágalo descender hasta la base del cuello (10). Repita el movimiento.

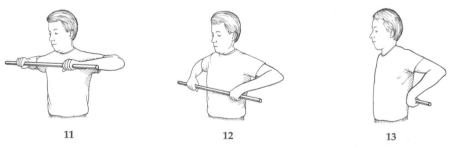

11   12   13

- Con los brazos a los costados, doble los codos y coloque el bastón
frente del pecho (11). Desplácelo con lentitud en un arco descenden-
te hacia el estómago (12). Si le es posible, coloque el bastón detrás de
las caderas con las palmas de las manos mirando hacia atrás. Elévelo
lentamente sobre la espalda, hacia los omóplatos (13).
Repita el movimiento.

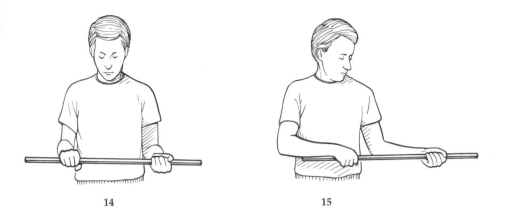

14   15

- Con la parte superior de los brazos junto al cuerpo, doble los codos y tome el bastón colocando hacia arriba la palma correspondiente al brazo que se moverá hacia afuera (14). La palma que corresponde al brazo que se moverá hacia adentro debe quedar hacia abajo. Con suavidad deslice el bastón a través del cuerpo de manera que un antebrazo se deslice hacia afuera del cuerpo mientras que el otro se desliza hacia el estómago (15). Repita el movimiento. Después cambie las posiciones de las palmas de las manos y repita el movimiento.
- Coloque la palma de la mano derecha detrás del cuello y el dorso de su mano izquierda en la espalda. Suavemente intente tocarse las puntas de los dedos por detrás de la espalda. Después, invierta el movimiento.
- Entrecruce las manos por detrás de la cabeza. Inhale lentamente moviendo los codos con suavidad hacia atrás y al exhalar relaje los codos hacia adelante.
- Lleve ambos codos a la altura de los hombros. Relaje los codos un poco hacia atrás y sienta el estiramiento leve (indoloro) de los músculos torácicos.

Para los codos:
- Doble ambos codos llevando el antebrazo hacia arriba hasta tocar los hombros con los dedos. Vuelva a enderezar los brazos.
- Mantenga la parte superior de los brazos junto al cuerpo mientras dobla los codos para formar un ángulo recto. Voltee las palmas de las manos hacia el techo y después hacia el piso.

Para las muñecas:
- Mantenga la parte superior de los brazos junto al cuerpo y doble los codos para formar un ángulo recto. Mantenga las manos hacia afuera con los pulgares mirando hacia arriba. Mueva ambas manos hacia el estómago y después hacia afuera tan lejos como le sea posible.

Para las manos y dedos:
- Doble el pulgar sobre la palma de la mano para tocar la base del dedo meñique.
- Doble y estire la articulación final y media de los dedos (16). Mantenga los nudillos rectos. Relaje la mano y repita el movimiento. Después repítalo con la otra mano.
- Doble los dedos cerrando el puño. Doble cada articulación todo lo que le sea posible (17). Relájese y repita con cada mano.

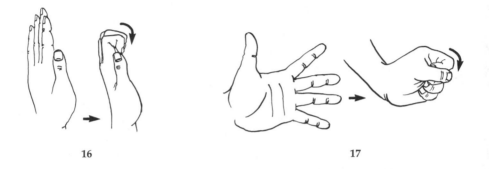

16   17

- Estire los dedos (18). Relájelos y repita el movimiento con cada mano. Haga una "O" tocando con el pulgar la punta de cada uno de los demás dedos (19). Abra su mano al máximo (20). Relájela y repita el movimiento.

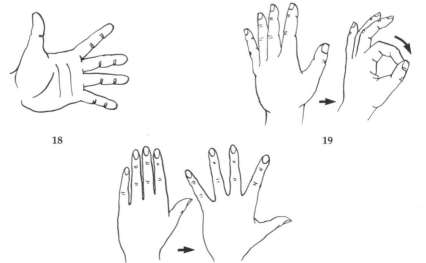

18   19

20

Para las caderas:

- De pie, levante la rodilla hacia el tórax formando un ángulo recto. Alterne las piernas para marchar en el mismo sitio. También puede intentar hacer este ejercicio acostado boca arriba. Mantenga una pierna extendida mientras dobla la otra. Tome la parte trasera del muslo de la pierna doblada y jálela con suavidad hacia el tórax. No fuerce la pierna. Repita el movimiento con la otra pierna.
- Póngase de pie frente a una silla. Tómese del respaldo para conservar el equilibrio. Con suavidad, mueva una pierna estirada hacia uno de los lados y regrésela a la posición central. Repita el movimiento con la otra pierna. También puede hacer este ejercicio recostado boca arriba, deslizando una pierna hacia afuera y regresando a la parte media y después, haciendo lo mismo con la otra.
- Acuéstese boca arriba con los pies juntos y los dedos mirando hacia el techo. Deslice una pierna hacia uno de los lados manteniendo los dedos en esa posición. Gire el pie hacia adentro y después hacia afuera. Regrese la pierna a la posición original y repita el movimiento con la otra pierna.

Para las rodillas:

- Tómese del respaldo de una silla y párese sobre un pie. Mantenga las rodillas juntas. Flexione con suavidad la rodilla subiendo el pie hacia el glúteo. Alterne el movimiento con la otra pierna. No arquee la espalda. Puede realizar este movimiento recostado boca abajo, colocando una almohada debajo del estómago y las caderas. Manteniendo una pierna extendida, lleve el otro pie hacia la parte trasera del muslo, doblando la rodilla. No fuerce su rodilla hasta un ángulo que le resulte incómodo. Regrese la pierna a la posición extendida y repita el movimiento con la otra pierna.
- Recuéstese boca arriba. Doble su rodilla y coloque la planta del pie contra el piso. Deslice el talón tan cerca del glúteo como le sea posible y después extienda la pierna. Repita el movimiento con la otra pierna.
- Siéntese en una silla con los tobillos cruzados. Empuje un pie contra el otro. Ponga el otro pie por delante y repita el movimiento.

Para las pantorrillas:

- Póngase de pie frente a una pared a un brazo de distancia y coloque un pie hacia adelante. Ponga las manos en la pared a la altura de los hombros (21). Manteniendo la espalda recta, inclínese hacia adelante con las caderas (hasta un punto que no le produzca dolor). Relájese y repita el movimiento con la otra pierna.

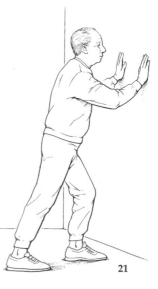

21

Para el tendón de la corva:

- Siéntese en una silla y coloque una pierna en otra silla (22). Manteniendo la espalda recta, inclínese lentamente hacia adelante a nivel de la cadera hasta que sienta un ligero estiramiento en la parte trasera del muslo. Repita el movimiento con la otra pierna.

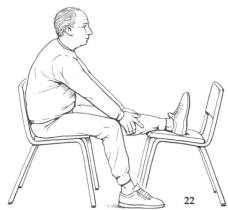

Para los tobillos y pies (no realice estos ejercicios si le producen dolor):

- Póngase de pie, con los pies a una distancia aproximada de 30 cm. Póngase en puntitas de pie. Relájese en la posición inicial. Ahora póngase en puntitas de pie con el pie derecho y relájese. A continuación póngase en puntitas de pie en ambos pies y relájese. Ahora, póngase en puntitas de pie con el pie izquierdo. Relájese. Repita el ejercicio.
- Camine sobre los talones.
- Camine en puntitas de pie.
- Camine apoyando primero el talón y luego los dedos del pie, como si se encontrara sobre una cuerda de equilibrista.
- De pie, levante el pie izquierdo y colóquelo a la derecha del pie derecho. Repita dejando el pie izquierdo en el piso y colocando el pie derecho a la izquierda del pie izquierdo. Este movimiento se llama "trenzado".

Recuerde: Debe consultar al médico antes de comenzar cualquier programa de ejercicios. El médico o el fisioterapeuta le indicarán qué ejercicios son más convenientes para usted en particular.

Ejercicios de fortalecimiento

Después de calentarse realizando los ejercicios de flexión, lleve a cabo estos ejercicios varias veces por semana, pero deténgase si le producen dolor. Al comenzar, no emplee pesas. Conforme su fuerza aumente, puede agregar gradualmente peso y repeticiones. Los ejercicios isométricos, que se realizan sin movimiento, son muy convenientes para las personas con artritis.

Rutina diaria para la espalda

Caminar es la forma más importante de ejercitar los músculos de la espalda. Además de la caminata, hay una amplia variedad de ejercicios que estiran y fortalecen tanto a la espalda como a los músculos que la sostienen. A continuación se muestran algunas de las maniobras prescritas con mayor frecuencia.

Estiramiento del gato. Paso 1: Póngase a gatas sobre manos y rodillas; lentamente, permita que la espalda y el abdomen cuelguen hacia el piso. Paso 2: Con lentitud, arquee la espalda alejándola del piso. Repita el movimiento varias veces.

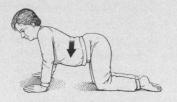 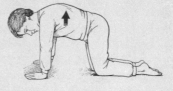

Abdominales cortas: Recuéstese boca arriba sobre una superficie firme, doble las rodillas y deje los pies apoyados sobre el piso. Estirando los brazos, intente alcanzar las rodillas con las manos, hasta que los omóplatos dejen de tocar el piso. No se tome de las rodillas con las manos. Mantenga la posición unos segundos y después regrese lentamente a la posición inicial. Repita el ejercicio varias veces.

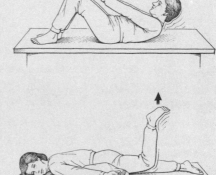

Compresión de omóplatos: Siéntese erguido en una silla. Manteniendo la barbilla metida y los hombros hacia abajo, intente juntar los omóplatos y endurezca la parte superior de la espalda. Mantenga la posición algunos segundos. Regrese a la posición inicial y repita el movimiento varias veces.

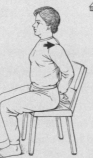

Levantamiento de piernas: Recuéstese boca abajo sobre una superficie firme colocando una almohada grande debajo de las caderas y el abdomen inferior. Manteniendo la rodilla doblada, eleve la pierna un poco, despegándola de la superficie y mantenga la posición aproximadamente cinco segundos. Repita el movimiento varias veces.

- Flexiones de brazo en una silla. No realice este ejercicio si tiene dolor en las manos, muñecas o codos. Elija una silla fuerte con descansa brazos (sin ruedas) y coloque los pies firmemente sobre el piso. Empuje el cuerpo para despegarlo de la superficie de la silla empleando únicamente los brazos (23). Relájese y repita el movimiento.

23

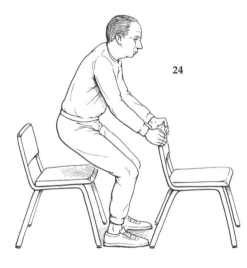

24

- Sentadillas en una silla. Coloque dos sillas como se muestra (24). Tómese del respaldo de la silla que se encuentra frente a usted y comience a sentarse en la otra silla hasta llegar a una posición que pueda mantener por cinco segundos. Conforme su fuerza aumente, prolongue el tiempo que pasa semisentado e intente bajar aún más, sin llegar a sentarse. Relájese y repita el movimiento.

- Cuadríceps. Siéntese o recuéstese boca arriba con una pierna extendida, el pie apoyado y la rodilla estirada. Empuje hacia abajo la parte de atrás de la rodilla apretando los músculos de la parte delantera del muslo. Repita el movimiento con la otra pierna.
- Tendón de la corva. Siéntese o recuéstese boca arriba con la rodilla ligeramente doblada. Empuje el talón hacia el piso apretando los músculos de la parte trasera del muslo. Repita con la otra pierna.
- Glúteos. Acuéstese boca abajo con las piernas extendidas. Apriete los glúteos para juntarlos y después relájese.

- Recuéstese boca arriba con las piernas estiradas sobre la cama. Átese las rodillas con un cinturón en forma de ocho (25). Abra ambas piernas al mismo tiempo para separarlas hasta donde permita el cinturón manteniendo los dedos de los pies, las piernas y las rodillas estiradas. Relájese.

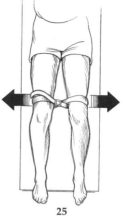

25

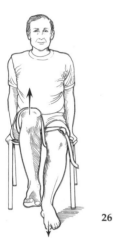 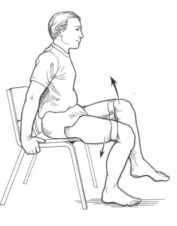

26

- Siéntese en el borde de una silla. Átese las rodillas con un cinturón en forma de ocho (26). Jalando las piernas en sentido opuesto, levante una de ellas de la silla. Relájese. Repita el movimiento con la otra pierna.

- Siéntese en el borde de una silla. Átese las tobillos con un cinturón en forma de ocho (27). Intente estirar una rodilla mientras jala el otro pie hacia atrás empleando la misma fuerza con ambas piernas. Relájese. Repita el movimiento con la otra pierna.

27

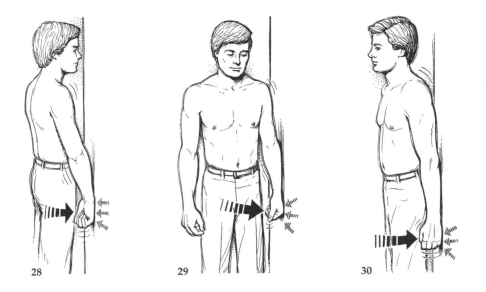

28   29   30

- Póngase de pie frente a la pared con los brazos a los costados. Manteniendo el codo estirado mueva un brazo hacia adelante y presione el dorso de la mano contra la pared (28). Repita el movimiento con la otra mano.
- Póngase de pie de lado junto a la pared con los brazos a los costados (29). Empuje el dorso de la mano contra la pared que se encuentra cerca de ella. Vuélvase al otro lado y repita el movimiento con la otra mano.
- Póngase de pie, de espaldas a la pared con los brazos colgando a los costados (30). Manteniendo el codo estirado, empuje contra la pared primero un brazo y después el otro.

Entrenamiento aeróbico (resistencia)

Inicie el programa de ejercicios aeróbicos gradualmente e incremente con lentitud la cantidad y el tiempo. Intente realizar por lo menos 30 minutos de actividades aeróbicas cuatro o más días por semana, agregando un minuto o dos, transcurridos varios días o semanas. Si se siente cómodo con el nivel alcanzado y desea esforzarse un poco más, aumente gradualmente hasta realizar de 45 a 60 minutos cinco días por semana. Este programa promueve el acondicionamiento aeróbico, la composición adecuada del cuerpo y ayuda a prevenir la osteoporosis.

Lleve un diario personal para verificar su nivel de acondicionamiento de vez en cuando. Escuche a su cuerpo y emplee los recursos que tenga a mano. Un buen programa de ejercicios no sólo le permitirá renovar su energía, sino también le resultará divertido y le permitirá entablar amistad con otras personas.

Capítulo 4

Sugerencias para el control del dolor

Quizá haya más de 40 millones de descripciones distintas del dolor artrítico, una por cada persona que padece esta enfermedad: agudo; punzante; molesto; rígido; ardiente; persistente; angustiante. Si usted es como la mayoría de los enfermos de artritis sabrá que, sin importar cómo lo describa, ese dolor quizá le impida realizar las cosas que le gusta hacer a diario. Solo no desaparece y tendrá que aprender a lidiar con él.

Su dolor se ve influenciado por diversos factores: su nivel de actividad, su condición física, el grado de inflamación en las articulaciones, su tolerancia al dolor y su estado mental.

El método de tratamie nto quizá tenga que ser tan individualizado como su dolor. Algunos métodos se enfocan en lograr un estilo de vida que reduzca al mínimo el dolor: puede proteger las articulaciones dolorosas limitando su movimiento y empleando dispositivos de ayuda para las tareas cotidianas (vea el capítulo 2, página 15). Puede fortalecer los músculos en torno a la articulación para evitar que reciba toda la carga al realizar movimientos dolorosos (vea el capítulo 3, página 27). La pérdida de peso también ayuda a que exista menos tensión en las articulaciones doloridas (vea el capítulo 5, página 57). Es fundamental tener una actitud que ponga al dolor en perspectiva (vea el capítulo 6, página 71). En el capítulo 7 se explica cómo emplear de manera correcta los medicamentos para reducir la inflamación y tratar el dolor (página 83).

En muchos aspectos, la totalidad de este libro está dedicada al síntoma único más importante de la artritis: el dolor. Hay muchas maneras de considerarlo y lidiar con él.

Este capítulo se enfoca en técnicas específicas para el control del dolor. En la primera sección se describen tratamientos caseros simples para el dolor agudo. La segunda sección servirá de guía para solicitar tratamientos profesionales, distintos de los medicamentos. Puede aprender muchos de ellos y continuarlos en el hogar.

El control del dolor en el hogar

Frío

En recurrencias ocasionales, el frío amortigua la sensación de dolor en el primer y segundo día. El frío produce un efecto de entumecimiento y reduce el espasmo muscular. No recurra al tratamiento con frío si tiene mala circulación o entumecimiento.

Compresas de hielo. Antes de usar una compresa de hielo, aplique una delgada capa de aceite mineral a la piel sobre la articulación dolorosa. Coloque una toalla húmeda sobre el aceite mineral y por último coloque la compresa helada sobre la toalla húmeda y cúbrala con varias toallas secas para mantenerla aislada.

Puede aplicarse la compresa varias veces al día, pero no por más de 20 o 30 minutos cada vez. Examine la piel en forma regular para observar la pérdida del enrojecimiento subyacente. La ausencia de color indica el comienzo del congelamiento; si esto ocurre retire la compresa de inmediato.

Sugerencia útil: Para fabricar su propia compresa helada, combine un tercio de taza de alcohol para frotar con dos tercios de taza de agua. Coloque esta mezcla dentro de dos bolsas selladas para congelador y congélelas. La compresa está lista para emplearse cuando el contenido adquiera apariencia de aguanieve. Para volver a congelar el contenido después de usarlo, simplemente introduzca la bolsa al congelador.

Masaje con hielo. En este método el frío se aplica directamente a la piel. Con movimientos circulares desplace el hielo por encima y alrededor de la articulación dolorida entre cinco y siete minutos. Aplique presión leve y recuerde que debe continuar moviendo el hielo cuando esté en contacto con la piel.

De nuevo, observe si hay cambio de color en la piel. Si observa que la piel pierde su color rosado, suspenda el tratamiento de inmediato. Si la piel se entumece durante el masaje, deje el tratamiento en ese momento.

Sugerencia útil: Puede fabricar su propio bloque de hielo congelando agua en un vaso de papel. Retire parte del vaso para dejar libre suficiente hielo para el masaje. Envuelva la taza con una pequeña toalla para protegerse las manos.

Calor

El calor alivia el dolor, relaja los músculos tensos y doloridos y aumenta el flujo regional sanguíneo. Pero si tiene mala circulación o entumecimiento en las partes que planea tratar, no les aplique calor, pues no podrá saber si se está quemando.

Compresas calientes y cojines eléctricos. Aplique varias capas de toallas sobre el área a tratar con la compresa caliente. Coloque ésta por encima de las toallas y cúbrala con varias capas más de toallas para mantenerla aislada. Agregue o retire toallas entre su piel y la compresa para variar la cantidad de calor. Quizá necesite agregar más capas de toallas en aquellos sitios donde los huesos sean prominentes.

Examine la piel cada 15 minutos. Si observa manchas rojas y blancas, detenga el tratamiento de inmediato, pues esto indica que la piel se ha calentado lo suficiente y si continúa calentándola puede quemarse o provocar la formación de una ampolla.

Para proteger la piel contra quemaduras, nunca se recueste sobre una compresa caliente o un cojín eléctrico, ni aplique presión durante el tratamiento. Si su piel tiene poca sensibilidad, o si tiene mala circulación, no es conveniente que utilice el tratamiento con calor.

Lámparas de calor. Emplee una lámpara de calor radiante con un foco reflector de 250 watts. Este foco produce un tipo de rayos infrarrojos que provocan un aumento significativo de circulación local en la piel y en los tejidos subyacentes. Ubique la lámpara a 45 o 50 cm de la piel y aplique el calor de 20 a 30 minutos. Emplee un reloj de alarma o un cronómetro, o pida a alguien que lo despierte si piensa que puede quedarse dormido.

También puede reducir la intensidad del calor alejando más la lámpara de la piel. Dirija las radiaciones hacia la piel de manera lateral, en vez de enviarla directamente desde arriba.

Agua: baños de tina, duchas, tinas de hidromasaje.
Uno de los métodos más eficaces y sencillos para aplicar calor es darse una ducha o un baño de tina caliente por 15 minutos. No es necesario contar con una tina de hidromasaje costosa. Una tina normal es igualmente eficaz. Sin embargo, debe ser cauteloso al darse duchas o baños de tina muy calientes: sosténgase de las barras de protección, pues es posible que se maree o incluso, que se desmaye.

Compresas calientes o frías

Probablemente, el producto más seguro y más conveniente disponible en el comercio para aplicar calor o frío a un área afectada, es la económica compresa reutilizable rellena de gel que se vende en la mayoría de las farmacias.

Dicha compresa puede calentarse en agua caliente o en el microondas, o congelarse para utilizarla como compresa fría. El frío o el calor se disipan al usar la compresa, por lo cual es seguro dejarla sobre el sitio afectado de 20 a 30 minutos cada vez. También puede usarse para tratar torceduras, esguinces menores y tendinitis de tipo leve.

Baños de contraste

Los baños de contraste son útiles para muchas personas con osteoartritis reumatoide de manos y pies y quizá les proporcionen más alivio que el frío o el calor por sí solos.

Comience con dos ollas grandes y llene una de ellas con agua tibia (36°C) y la otra con agua fría (15°C). Introduzca su articulación primero en el agua tibia por 10 minutos y después en el agua fría por un minuto. Regrese de nuevo al agua tibia por cuatro minutos y después al agua fría por un minuto y repita este proceso durante media hora. Siempre debe terminar con agua tibia. Si no dispone de ollas, puede usar un lavabo doble.

Sugerencia útil: Emplee agua tibia, no caliente. Puede medir la temperatura del agua con un termómetro de mercurio para exteriores.

Ayuda profesional para el dolor

El equipo para el control del dolor está compuesto por diversos profesionales de la salud: el médico, el fisioterapeuta, el terapeuta ocupacional y un psiquiatra o psicólogo e inclusive algún practicante de medicina alternativa, como por ejemplo, la acupuntura. Ellos emplearán diversos métodos y técnicas para ayudarle a controlar el dolor.

Control físico del dolor

Ejercicio. Probablemente el ejercicio sea su mejor defensa contra el dolor. Puede trabajar con un fisioterapeuta para crear un programa de ejercicios que maximice su margen de movimiento y fortalezca los músculos en torno a las articulaciones dolorosas. En el capítulo 3 se discuten ampliamente los beneficios del ejercicio (página 27).

Masaje. El masaje mejora la circulación, ayuda a relajarse y disminuye el dolor local y la inflamación. Algunos terapeutas están capacitados especialmente para utilizar técnicas de masaje con personas artríticas.

Si usted desea darse un masaje, o entrenar a un miembro de la familia para ello, recuerde que debe detenerse si el masaje le provoca dolor. Si la articulación está muy inflamada o dolorida, no le dé el masaje y concéntrese en los músculos adyacentes. Además, es conveniente que aplique un tratamiento para calentar o enfriar la articulación, los músculos, o ambos, y al administrar el masaje, emplee una loción o algún aceite para masaje, para que sus manos se deslicen sobre la piel con suavidad.

Sugerencia útil: Si emplea algún aceite o loción para masaje, debe lavarlo antes del tratamiento con calor para evitar quemaduras.

La atleta

Me diagnosticaron artritis reumatoide cuando tenía 26 años de edad y la noticia me dejó anonadada. Yo estaba casada y debía atender a mi marido y a un hijo pequeño. En la adolescencia había sido una buena atleta y gané campeonatos de tenis y natación en el bachillerato. Como vivía en Colorado, también me encantaba esquiar durante el prolongado invierno. En los meses más cálidos mi marido y yo acostumbrábamos montar bicicleta con nuestros amigos y ascender por los espectaculares desfiladeros.

Cuando el dolor se inició, se concentró principalmente en los pies y manos: era un dolor agudo, sordo, punzante, ¡todo tipo de dolor imaginable! Cada paso que daba y cada vez que intentaba tomar un objeto sentía un dolor terrible. La sensación al dar tan sólo un paso, por ejemplo, era similar a caminar con el pie roto. El dolor se iniciaba en las articulaciones e instantáneamente abarcaba todo el pie.

Mi médico me dijo que me mantuviera tan activa como fuera posible, así que al verme obligada a dejar algunas de mis actividades favoritas, intenté sustituirlas por otras. Dejé de esquiar, pero me dediqué a caminar en la nieve con raquetas. Dejé el tenis, pero me dediqué entusiastamente a las caminatas y llegué a recorrer hasta 14 kilómetros ascendiendo y descendiendo por empinadas laderas. Aun con los medicamentos el dolor no desaparecía, pero aprendí a distraerme con pensamientos: la belleza del paisaje, la oportunidad de respirar aire limpio, la sensación de triunfo cuando terminaba de ejercitarme.

En la actualidad casi todo el dolor ha desaparecido: la artritis reumatoide ha estado en remisión por aproximadamente una década y la osteoartritis que adquirí casi simultáneamente, no me molesta. Ocasionalmente siento dolor en las caderas, pero los ejercicios que me prescribieron mantienen a las articulaciones fuertes y al dolor a raya. El médico me dijo que el dolor desaparecería por sí solo, pero pienso que mi compromiso de mantenerme activa ayudó mucho. Aún nado un kilómetro y medio todos los días y he recorrido en bicicleta 49 estados de los Estados Unidos y 21 países. De hecho, aunque me reemplazaron la rodilla hace cinco años, viajé recientemente a Portugal por dos semanas en bicicleta y ahí celebré mis 70 años.

Cynthia Nagel
Denver

Tratamientos adicionales con calor. A diferencia de los tratamientos más sencillos con calor en el hogar, el fisioterapeuta emplea técnicas y equipo especializado para proporcionarle alivio del dolor.

Los tratamientos con calor incluyen sumergir las articulaciones doloridas, en particular las manos, en un baño de parafina tibio. Para penetrar a regiones profundas, el fisioterapeuta empleará ultrasonido o diatermia de onda corta. Esta técnica requiere una vigilancia cuidadosa y es contraproducente en algunos tipos de artritis.

Inyecciones de esteroides. Los esteroides reducen el dolor y la inflamación. Los médicos ocasionalmente inyectan algún fármaco que contenga cortisona a las articulaciones con inflamación aguda, como por ejemplo la cadera, la rodilla, o el tobillo.

Debido a que las inyecciones frecuentes de esteroides pueden acelerar el daño articular, probablemente su médico las limite a no más de dos o tres al año.

Bloqueo de nervios. Es una anestesia que bloquea los nervios del área dolorida. Su uso es limitado porque el alivio del dolor quizá sólo dure poco tiempo.

TENS. La TENS (por sus siglas en inglés), o estimulación nerviosa eléctrica transcutánea, alivia el dolor bloqueando las señales nerviosas e impidiendo que lleguen al cerebro. El terapeuta coloca electrodos sobre la piel en el sitio dolorido. Los electrodos están conectados a un estimulador que funciona con baterías, el cual suministra una corriente eléctrica ligera e indolora.

La TENS también ayuda a la liberación de hormonas (endorfinas) que alivian el dolor.

Tratamientos alternativos. Los tratamientos alternativos como la acupuntura, son cada vez más populares en la comunidad científica y en el capítulo 9 se discuten ampliamente (página 127).

Control psicológico del dolor

Es fundamental mantener una actitud positiva para afrontar el dolor crónico (vea el capítulo 6, página 71). Sin embargo, es probable que usted llegue a un punto tal que requiera de apoyo adicional, o de un entrenamiento para afrontar el dolor con éxito. Considérelo como una nueva oportunidad para descubrir nuevos métodos para controlar la artritis.

Terapia de conducta. El objetivo de la terapia de conducta es identificar y modificar algunas de sus reacciones ante el dolor, además de introducir cambios para controlar mejor su vida a pesar del dolor. Este método quizá incluya efectuar cambios en su rutina cotidiana e incorporar un conjunto de actividades equilibradas para preservar su capacidad de continuar activo. Quizá aprenda a afrontar con más eficacia los cambios en su estilo de vida, evalúe sus prioridades y su respuesta a las tensiones, y comprenda y acepte su dolor.

Tratamientos relacionados. Además de aprender métodos de conductas para el control del dolor, existen otros tratamientos relacionados que pueden mejorar su funcionamiento y quizá alivien su dolor.

Biorretroalimentación. Su cuerpo presenta algunas reacciones automáticas ante la tensión: los músculos se tensan, se producen cambios de la temperatura de la piel y la presión arterial se modifica, al igual que la frecuencia cardíaca. El objetivo de la biorretroalimentación es enseñarle a reconocer las reacciones de su cuerpo ante el dolor, para que aprenda a modificarlas.

En el curso de una sesión con un terapeuta, éste le colocará monitores para vigilar su sistema fisiológico: corazón, respiración, tensión muscular y temperatura de la piel y le ayudará a aprender cómo aliviar los síntomas de la tensión en todo el cuerpo mediante técnicas de relajación.

Entrenamiento de relajación. Puede aprender diversos métodos para relajar tanto su cuerpo como su mente. Estos incluyen relajamiento muscular progresivo, respiración profunda, visualización guiada y ejercicios de meditación.

Una de las estrategias que se emplea con mayor frecuencia para el dolor es la relajación muscular progresiva. El paciente aprende a enfocarse en cada músculo progresivamente. Primero tensa un músculo y lo mantiene así por cinco o 10 segundos y se enfoca en las sensaciones de tensión y en identificar músculos específicos o grupos musculares. Después, relaja con lentitud el músculo mientras se concentra en las sensaciones de relajación y liberación de la tensión. Este procedimiento se repite con todos los principales grupos musculares para que la persona se familiarice con la sensación de relajación en todo el cuerpo.

El medio ideal para aprender relajación es una habitación tranquila en donde usted pueda descansar con comodidad sobre el piso, algún sillón reclinable, o la cama. Es necesario que se sienta relativamente tranquilo, pero no cansado. Un instructor será de gran ayuda para que usted logre concentrarse en su yo interior. Aprenderá a concentrarse y relajarse de manera simultánea y podrá hacerlo en su hogar posteriormente. Puede escuchar una cinta, aunque quizá el entrenamiento en vivo le resulte más eficaz. Con el tiempo logrará relajarse sin las sugerencias verbales de otra persona.

El objetivo de cualquier estrategia de relajación es reducir el nivel de tensión del cuerpo. Se puede emplear la relajación a lo largo del día, al percibir que las tensiones o el dolor se acumulan. De este modo, a menudo se logrará prevenir que la tensión o el dolor empeoren y así podrá completar sus actividades. Para encontrar más información sobre respiración profunda, visualización guiada y ejercicios de meditación, vea el capítulo 6 (página 71).

Centros para el control del dolor crónico. Si el dolor es grave, quizá su médico le recomiende asistir a algún centro para el control del dolor crónico (o clínicas del dolor). En él podrá participar varios días y trabajar con médicos y terapeutas de varias especialidades. En algunos centros es necesario quedarse a dormir, mientras que otros ofrecen tratamientos para pacientes externos.

El trabajo en equipo es fundamental porque es poco probable que una sola técnica le permita controlar el dolor. Los profesionales del centro interdisciplinario podrán tratar tanto el dolor, como sus posibles consecuencias, que pueden ser la destrucción del matrimonio y de la vida familiar, la pérdida de los ingresos, la depresión y la ansiedad.

¿Qué labor realizan las siguientes personas?

Anestesiólogo–Es un médico que da tratamiento al dolor mediante el bloqueo de nervios.

Terapeuta ocupacional–Es un profesional que le ayudará a mantener su estilo de vida y alcanzar el máximo de independencia en el hogar. Quizá le enseñe a usar dispositivos de ayuda, o a crear un ambiente doméstico que reduzca al mínimo los movimientos que le resulten dolorosos.

Fisioterapeuta–Es el profesional que le enseñará ejercicios para alcanzar el máximo de su capacidad sin dolor. Los fisioterapeutas también emplean masaje, ultrasonido y tratamientos con calor y frío para tratar el dolor artrítico.

Psiquiatra–Es un médico que después de estudiar medicina general tuvo varios años adicionales de capacitación (residencia) en la especialidad de psiquiatría. El psiquiatra diagnostica y da tratamiento a trastornos de la conducta y prescribe medicamentos y psicoterapia para tratar estas afecciones. El entrenamiento incluye aspectos tanto de medicina interna, como de neurología.

Psicólogo–Es un profesional formado para tratar problemas emocionales. Su entrenamiento incluye un grado avanzado más una formación especializada. Los psicólogos se valen de la psicoterapia y las técnicas de relajación para tratar a las personas con artritis o enseñarles cómo modificar su comportamiento. No recetan medicamentos ni realizan exámenes físicos.

Capítulo 5

Qué comer para una mejor salud

S i usted padece artritis reumatoide u osteoartritis, los alimentos que ingiera ejercerán un impacto en su calidad de vida. Los síntomas de rigidez o dolor quizá limiten su capacidad para preparar sus alimentos. Por lo tanto, es posible que consuma lo que tenga a la mano en vez de comidas bien balanceadas. Una mala selección de alimentos puede producirle un aumento de peso no deseado, que limite su actividad y provoque que los síntomas se agraven. Además, los medicamentos que consume quizá alteren su apetito y sus necesidades de nutrientes. Por eso es de particular importancia establecer buenos hábitos de alimentación y de actividad. Al pensar sobre lo va a comer, tenga presente que sus metas son mantenerse en buen estado de salud e ingerir alimentos nutritivos y sabrosos.

Muchas personas piensan que para tener una dieta saludable es necesario realizar cambios drásticos en el tipo de alimentos que consumen, pero a menudo esto no es necesario. Para muchos, algunos cambios pequeños y graduales logran una gran diferencia a largo plazo. Para una dieta saludable, tenga en cuenta las siguientes sugerencias:

Balancee sus alimentos. Los alimentos que elija durante varios días deben dar, en promedio, un balance correcto de nutrientes. No es necesario que todos los alimentos o todas las comidas sean perfectas: si consume algunos alimentos con alto contenido de grasa, sal o azúcar, compleméntelos con otros que contengan bajas cantidades de estos ingredientes.

Modere su consumo. Si consume porciones de tamaño razonable le será más fácil incluir todos sus alimentos favoritos, al mismo tiempo que sigue una dieta saludable.

Pruebe nuevos alimentos. Ningún alimento le suministrará por sí solo todos los nutrientes que usted necesita. Aumente la variedad de alimentos que consume probando nuevas frutas y verduras, panes y cereales de grano entero y frijoles y guisantes secos.

La pirámide alimenticia constituye una guía para la elección cotidiana de alimentos

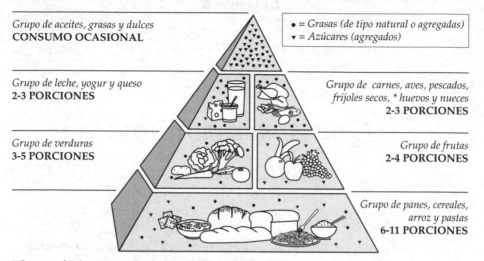

Grupo de aceites, grasas y dulces
CONSUMO OCASIONAL

● = *Grasas (de tipo natural o agregadas)*
▼ = *Azúcares (agregados)*

Grupo de leche, yogur y queso
2-3 PORCIONES

Grupo de carnes, aves, pescados,
*frijoles secos, * huevos y nueces*
2-3 PORCIONES

Grupo de verduras
3-5 PORCIONES

Grupo de frutas
2-4 PORCIONES

Grupo de panes, cereales,
arroz y pastas
6-11 PORCIONES

* Consuma frijoles secos con frecuencia como alternativa a los alimentos de origen animal.

La pirámide alimenticia

Ya pasaron los días en que los alimentos se dividían en cuatro grupos básicos. Actualmente los expertos en salud y nutrición sugieren que la dieta se planee basándose en la forma de una pirámide. La pirámide alimenticia describe lo que se debe comer a diario. Tómela como base para planear sus comidas; le ayudará a incorporar los alimentos necesarios para lograr variedad, equilibrio y moderación.

La base de la pirámide está constituida por panes, cereales, arroz y pastas; todos estos alimentos proceden del grupo de los granos. Debe comer más porciones de este grupo que de los demás. Los granos son ricos en carbohidratos complejos y pobres en grasas. Los granos enteros contienen más fibra que los refinados.

Ingiera varias porciones al día de diversos granos enteros para asegurar un consumo adecuado de fibra. Recuerde que los alimentos que contienen almidón no engordan, a menos que les agregue mantequilla, crema, queso, o salsas. Una papa al horno de tamaño mediano sólo aporta 100 calorías, pero si se le agrega una cucharada de margarina y una cucharada de crema agria, el aporte calórico asciende a más del doble: 225 calorías.

El segundo nivel de la pirámide incluye las secciones de frutas y de verduras para enfatizar la importancia de ambos grupos. La mayoría de las personas necesita ingerir más de estos productos, porque contienen abundantes vitaminas, minerales y fibra. Las frutas y las verduras prácticamente no contienen grasas y son bajas en calorías. Además, estos alimentos aportan productos fitoquímicos, los cuales son sustancias de tipo natural que reducen el riesgo de enfermedades cardiovasculares y de algunos tipos de cáncer. Las frutas y verduras congeladas y enlatadas son un sustituto conveniente y razonable de los productos frescos. Sin embargo, evite los productos enlatados en jarabes muy azucarados o con salsas, porque contienen calorías adicionales.

Para incluir con facilidad más porciones de frutas y verduras en su dieta, mantenga a la mano un plato con frutas sobre la mesa de la cocina o en su oficina. Tenga en su refrigerador ensaladas preparadas y verduras cortadas. Al servir frutas y verduras, emplee porciones más grandes y agregue verduras cortadas a las sopas y guisados.

El tercer nivel de la pirámide contiene dos grupos de alimentos que son principalmente de origen animal y aportan proteínas y minerales. La sección de los lácteos incluye leche, yogur y queso. Siempre que le sea posible, elija productos lácteos descremados o de bajo contenido de grasa, pues éstos contienen menos grasas y calorías que los productos de leche entera, pero aportan las mismas altas cantidades de calcio. Si consume leche descremada en vez de entera, economizará 60 calorías y 7 gramos de grasa por taza, y, sin embargo, obtendrá la misma cantidad de vitamina D. Si bebe dos tazas de leche a diario, esta modificación le permitirá perder aproximadamente cinco kilos en el transcurso de un año.

La carne, las aves y el pescado proporcionan proteínas, vitaminas B, hierro y cinc. Los otros alimentos de este grupo (frijoles, huevos, nueces y mantequillas de nuez) son similares a la carne porque aportan proteínas y algunas vitaminas y minerales. Elija cortes de carne magra y aves sin piel, y prepárelas sin agregar grasa para que no aumente el contenido de calorías. Adquiera carnes magras como bisteces delgados de bola, carne molida extradesgrasada, chuletas de puerco y pechugas de pollo sin piel, que requieren poca preparación y se cocinan en tan sólo unos minutos. Quíteles toda la grasa visible y cocínelos a la parrilla, rostícelos o áselos para reducir las calorías. Si usted no consume carne, incorpore guisantes y frijoles secos en platillos principales, ensaladas, sopas, bocadillos y acompañamientos para aumentar la cantidad de proteínas y mantener un bajo contenido de grasa. Las nueces, las semillas y la mantequilla de maní contienen mucha grasa, por lo tanto, se recomienda consumirlas con moderación.

Limite su consumo de huevos a cuatro por semana. Aunque éstos le proporcionan proteínas y hierro, cada yema contiene aproximadamente 200 miligramos de colesterol, es decir las dos terceras partes del límite diario recomendable para adultos sanos. Al contar los huevos que consume, no olvide incluir los que se emplean para preparar otros alimentos.

Recuerde: En la actualidad, muchas personas consumen más proteínas de lo necesario. Las dietas con alto contenido proteico, en general, contienen mucha grasa y colesterol. En una dieta de 2, 000 calorías, el 12% de las calorías provenientes de las proteínas equivale a 60 gramos. Incluso si no consume proteínas de origen animal, podrá obtener suficientes proteínas con facilidad, siempre y cuando su alimentación sea variada y proporcione las calorías necesarias para mantener un peso saludable.

En la punta de la pirámide se encuentran las grasas, aceites y dulces. Incluye alimentos como aderezos para ensalada y aceites, mantequilla y margarina, azúcar, refrescos, dulces y la mayoría de los postres. Los alimentos de esta sección de la pirámide proporcionan muchas calorías pero tienen poco valor nutritivo. Úselos en pequeñas cantidades.

Además, la pirámide incluye las porciones que deben ingerirse de cada grupo de alimentos. El número de porciones que usted necesite dependerá de su edad, sexo, peso y nivel de actividad. Casi todas las personas deben ingerir, por lo menos, el número mínimo de porciones. La mayoría de las mujeres sedentarias y algunos adultos mayores necesitan tan sólo 1,600 calorías. Casi todos los niños, jovencitas adolescentes, mujeres activas y muchos hombres sedentarios requieren aproximadamente 2,200 calorías. Los varones adolescentes, muchos hombres activos y algunas mujeres muy activas pueden consumir hasta 2,800 calorías. Los individuos con necesidades calóricas más altas deberán elegir más porciones de los grupos de granos, frutas y verduras.

Nota: No limite su consumo diario de calorías a menos de 1,600 sin consultar a su médico.

Porciones diarias: ¿Cuántas necesita?

En el siguiente cuadro se indica el número de porciones necesarias y el total de gramos de grasa recomendados para cada nivel de calorías.

	Muchas mujeres y adultos mayores	Niños, jovencitas adolescentes, mujeres activas y la mayoría de los hombres	Varones adolescentes, hombres activos
Nivel de calorías*	Aprox. 1,600	Aprox. 2,200	Aprox. 2,800
Número de porciones			
Grupo del pan	6	9	11
Grupo de las verduras	3	4	5
Grupo de las frutas	2	3	4
Grupo de los lácteos	2-3†	2-3†	2-3†
Grupo de la carne	2, para hacer un total de 150 g	2, para hacer un total de 180 g	3, para hacer un total de 210 g
Grasa total (gramos)	53	73	93

* Estos son los niveles calóricos si se eligen alimentos sin grasa o de bajo contenido de grasa de los cinco grupos alimenticios principales y se emplean en poca cantidad los alimentos del grupo de aceites, grasas y dulces.
† Mujeres que están embarazadas o lactando, adolescentes y adultos jóvenes hasta la edad de 24 años necesitan tres porciones.

Cómo determinar el tamaño de una porción

Granos

1/2 taza (3 oz/90 g) de cereal cocido, arroz o pasta

1/2 taza (1 oz/30 g) de cereal listo para comer

1 panqué de 10 cm de diámetro

1 rebanada de pan de trigo integral para sándwich

1/2 bagel o mantecada inglesa ("muffin")

2 tazas de palomitas de maíz

Frutas y verduras

1 taza (2 oz/60 g) de verduras crudas, verdes y de hoja

1/2 taza (3 oz/90 g) de verduras cocidas

1 papa mediana

1/2 taza (3 oz/90 g) de puré de manzana

1/4 taza (1 1/2 oz/45 g) de pasas de uva

3/4 taza (6 fl oz/180 mL) de jugo de frutas

1 manzana o un plátano medianos

12 uvas

Productos lácteos

1 taza (8 fl oz/250 mL) de leche de bajo contenido de grasa o desgrasada o yogur

1 1/2oz (45 g) de queso de bajo contenido de grasa o desgrasado

2 tazas (16 oz/500 g) de queso cottage de bajo contenido de grasa o desgrasado

Aves, mariscos y carnes

2-3 oz (60-90 g) de carne de ave cocinada sin piel, mariscos o carne magra

Alternativas para carne

Cada una de las siguientes porciones cuenta como 1 oz (30 g) de carne:

1/2 taza (3 1/2 oz/105 g) de legumbres cocidas

1 huevo

2 cucharadas de mantequilla de cacahuate

1/4 taza (1 oz/30 g) de semillas

1/3 taza (1 oz/30 g) de nueces

1/2 taza (4 oz/125 g) de tofu (queso de soya)

Cómo planear sus menús

La mejor manera de asegurar una buena nutrición es seguir la recomendación de comer teniendo en cuenta la pirámide alimenticia. Muchas personas dicen que no planean sus menús, pero todos los planean, aunque sea al pensar qué van a comprar en el supermercado. Planear los menús significa pensar en los alimentos que se deben incluir en una comida, las comidas de un día o de una semana. Hay muchas ventajas en planear la elaboración de alimentos y no es necesario seguir un plan rígido. La planificación tiene las siguientes ventajas:

Ahorra tiempo y esfuerzo. Esto le permitirá contar con los ingredientes necesarios y, por lo tanto, realizar menos viajes al supermercado. También utilizará los sobrantes de manera conveniente, lo que le permitirá reducir el tiempo de preparación y el esfuerzo necesario.

Ahorro de dinero y energía. Al ir al supermercado, usted puede evitar compras innecesarias si lleva una lista de lo que necesita. Aproveche las frutas y verduras precortadas, carnes ya trozadas y otros artículos que le ahorrarán tiempo en la cocina. Quizá cuesten un poco más pero vale la pena invertir en ellos cuando usted tenga poca energía o esté adolorido. Incluso, comidas de similar valor nutricional resultan menos costosas compradas en supermercados que en restaurantes.

Mayor variedad. Para que las comidas resulten atractivas e interesantes incluya nuevos alimentos y varíe los colores, texturas, sabores y formas de los mismos. Planear facilitará elegir alimentos de bajo contenido de grasa y calorías y alto contenido de nutrientes.

Aunque lo ideal es seguir una dieta balanceada nutricionalmente, quizá esto sea poco realista si su movilidad es limitada. Sin importar el número de calorías que ingiera, si su dieta carece regularmente de uno o más grupos de la pirámide alimenticia es recomendable que consulte a su médico o a un dietista registrado. Tal vez requiera un suplemento diario de vitaminas, minerales o alimentos.

Cómo cocinar en forma fácil

Los principales factores para decidir qué alimentos servirá en la mesa son el tiempo del que dispone para prepararlos y la energía con que cuenta para ello.

Emplee dispositivos que ahorren su energía, como por ejemplo bandejas giratorias y tableros para colgar utensilios, y compre recipientes que se abran con facilidad, con el fin de tener a la mano los alimentos y el equipo necesario. Un carrito con ruedas le ahorra muchos pasos y energía. Empléelo para poner y quitar la mesa. Arregle un sitio cada vez y continúe trabajando alrededor de la mesa. Emplee el carrito para llevar las cosas al fregadero o pida a los miembros de la familia que levanten los platos sucios, les quiten los restos de comida y los coloquen apilados.

Cómo agregar nutrientes a los alimentos preparados

A continuación se dan algunas sugerencias fáciles para aumentar el nivel nutricional de los alimentos preparados:

- Agregue pimientos frescos, zanahorias rayadas, hongos y cebollas a la salsa de espagueti enlatada para aumentar su contenido de fibra y nutrientes.
- Agregue tomates frescos y sus verduras favoritas a la pizza congelada antes de calentarla.
- Al preparar arroz de paquete, agregue verduras (chícharos, brócoli, elote) o fruta (pasas, manzanas, albaricoques)
- Sirva frutas y verduras frescas como platillo adicional al consumir alimentos congelados para preparar en microondas.
- Agregue una bolsa de ensalada verde lista para comer y un pan de grano entero crujiente la próxima vez que compre alimentos preparados.

Si enjuaga de inmediato todos los utensilios de cocina y el equipo que ocupe, no tendrá que lavar tanto después. Los pequeños procesadores eléctricos de alimentos son fáciles de limpiar, permiten cortar y picar sin esfuerzo y también rallar queso. Emplee utensilios de cocina que pueda meter a la lavadora de platos.

Al cocinar, use las siguientes técnicas para simplificar el trabajo:

- Estudie y mejore la ubicación de sus utensilios para ahorrar pasos y movimientos.
- Traslade en un carrito los utensilios y los artículos necesarios que saca de las alacenas y del refrigerador.
- Deslice los objetos pesados sobre la mesa, en vez de levantarlos.
- Sirva los alimentos calientes en la estufa, en vez de levantar ollas y sartenes pesados.
- Cocine y sirva en el mismo plato cuando le sea posible.
- Emplee una cuchara con ranuras para retirar las verduras del agua.
- Coloque una almohadilla antideslizante o un trapo húmedo debajo de los recipientes para mezclar, con el fin de mantenerlos en su sitio sin tanto esfuerzo.
- Trabaje sobre toallas de papel al preparar frutas y verduras para facilitar la limpieza.
- Mantenga sus cuchillos bien afilados.

Planee congelar las sobras para recalentarlas en otra ocasión o vuélvalas a usar con algunas modificaciones. Por ejemplo, un asado puede usarse pocos días después cortado en pedazos y salteado con verduras al estilo oriental o agregarse a una ensalada de hoja y servirse como almuerzo. Acostumbre a guisar el doble de lo que va a consumir y guarde una porción en el refrigerador para usarla algún día que esté demasiado cansado para cocinar.

Comidas en restaurantes

Cuando coma fuera, no permita que las porciones grandes, los menús desconocidos y los postres tentadores lo desanimen de su compromiso de comer de manera saludable.

Procure tener en cuenta los siguientes puntos:

Escoja cuidadosamente el restaurante. Elija alguno que ofrezca alimentos diversos, de manera que no se sienta presionado a pedir lo mismo que ordenan sus acompañantes. Los establecimientos que preparan los alimentos cuando los clientes los solicitan tienen más probabilidades de cumplir peticiones especiales. Realizando una llamada telefónica de antemano (en horas en que no haya demasiados clientes) podrá elegir el restaurante más adecuado a sus necesidades.

Mantenga su apetito bajo control. No omita ninguna comida el día que vaya a comer fuera. De hecho, es recomendable tomar un bocadillo ligero aproximadamente una hora antes de salir para evitar comer de manera excesiva.

Examine los platillos. Muchos restaurantes tienen listas especiales de alimentos saludables. Lea el menú con cuidado. Los alimentos de la sección de comidas ligeras o de dieta a menudo tienen más calorías y grasas de lo que usted podría sospechar. Pida comidas con poco o nada de grasas, que tengan cantidades pequeñas de carne, ave o pescado, muchas verduras y alimentos ricos en carbohidratos y pobres en grasas, como papa al horno, arroz o pan.

Ordene sus alimentos de manera sabia. Ordenar «a la carta» puede resultar más costoso, pero le permitirá obtener exactamente lo que desee. Permite más variedad y menos cantidad. Pida una sopa (que no sea cremosa) o una ensalada y algún aperitivo. Pida aperitivos asados, horneados o cocidos al vapor, no fritos. También es conveniente considerar la posibilidad de compartir el platillo o pedir una «bolsa para llevar», de modo que tan pronto le traigan lo que pidió pueda separar la mitad para llevar a su hogar y consumirla en otra ocasión.

Exprese sus deseos. Pida al mesero que le aclare los términos desconocidos o le explique cómo están preparados los platillos. Solicite de manera educada porciones más pequeñas, sustituciones, por ejemplo, fruta fresca en vez de papas fritas, aderezos y salsas a un lado y alimentos asados a la parrilla en vez de fritos.

Evite los condimentos. Pruebe su platillo antes de agregarle de manera instintiva sal, mantequilla, salsas y aderezo para ensalada. Los alimentos bien preparados necesitan un mínimo de condimentos. Pida que le coloquen a un lado del plato las salsas o aderezos para ensalada y después emplee la siguiente técnica: tome un poco de salsa con el tenedor y recoja el bocado de alimento. Esto le permitirá disfrutar de la salsa, pero en cantidades limitadas.

Temas especiales de nutrición

¿Los alimentos como carnes rojas, frutos cítricos, tomates (y otros alimentos agridulces), aspartame o brotes de alfalfa agravan las afecciones reumáticas? Con frecuencia las personas artríticas formulan preguntas de este tipo. Como los síntomas de la artritis varían de un día a otro, parece natural pensar que lo que uno come afecta la manera en que se siente.

No se cuenta con evidencia científica de que algún alimento en particular empeore o mejore el dolor o la inflamación de las articulaciones. Si usted piensa que determinado alimento agrava sus síntomas, probablemente sea conveniente que lo omita de su dieta. Sin embargo, no es recomendable que omita grupos alimenticios completos o un número muy amplio de alimentos, sin consultar primero a un dietista o a un médico.

Hay algunos temas especiales relacionados con la nutrición que sí afectan a los individuos que padecen artritis reumatoide y osteoartritis.

Control de las porciones de los restaurantes

¿Cuántas calorías y cuánta grasa se logran evitar al dividir a la mitad el tamaño de las porciones que sirven los restaurantes?

Alimentos	Porción original	Calorías originales/grasa (gramos)	Calorías y grasa (gramos) que se ahorran al ingerir media porción
Margarina/ mantequilla	2 rebanaditas	70/8	35/4
Aderezo para ensalada	1 cucharón	280/28	140/14
		(4 cucharadas)	
Salsa tártara	4 cucharadas	280/32	140/16
Pechuga de pollo asada	240 g	325/8	162/4
Sirloin	360 g	1 120/88	560/44
Costilla	360 g	1 440/124	720/62
Filete de pescado empanizado y frito	240 g	530/30	265/15

Beneficios de conservar un peso saludable

Ya sea que usted padezca osteoartritis o artritis reumatoide, si tiene exceso de peso, al bajar un poco reducirá la tensión sobre la espalda, cadera, rodillas y pies, que son los sitios donde más frecuentemente se siente dolor. Es evidente que la obesidad empeora los síntomas de la artritis. La pérdida de peso es de particular importancia cuando usted y su médico están considerando alguna intervención quirúrgica articular, porque el exceso de peso dificulta el procedimiento y lo hace más riesgoso. De hecho, algunos cirujanos insisten en que los pacientes con sobrepeso bajen un poco antes de someterse a operaciones electivas.

El exceso de peso agrega tensión a las articulaciones que soportan peso, empeorando el dolor, la rigidez y la inflamación. Una reducción de peso de tan sólo 5 a 10% afecta los aspectos físicos y mentales de la artritis como se describe a continuación:

- Reduce el dolor
- Incrementa la movilidad
- Aumenta el nivel de energía
- Reduce la fatiga
- Mejora la imagen personal

- Proporciona un sentido de control
- Aumenta la capacidad para hacer ejercicio
- Mejora el equilibrio, lo que contribuye a evitar caídas

El viejo adagio «Usted es lo que come» es apenas parcialmente cierto. Otros factores también influyen:

Consumo de alimentos. La cantidad de calorías que los alimentos proveen y el número que su cuerpo ocupa para obtener energía (calorías quemadas) influyen en su peso. Cuando el aporte de calorías de los alimentos es mayor que las necesidades energéticas, se producirá un aumento de peso con el transcurso del tiempo.

Composición del cuerpo. La masa de músculo sin grasa (masa magra) constituye su peso corporal libre de grasa. La masa muscular magra es importante porque le ayuda a quemar más calorías y le permite un mejor control del peso. El ejercicio es el único método comprobado para incrementar el tejido muscular sin grasa.

Las calorías se queman mediante actividad. Cuando el número de calorías que usted ingiere es inferior a sus requerimientos energéticos, el resultado es una pérdida de peso. Intente mantenerse activo. La inactividad provoca aumento de peso (si su consumo de alimentos permanece constante), lo cual a su vez ocasiona más dolor y en consecuencia se entra en un ciclo de aumento de peso del que es muy difícil salir.

Comer bien le ayudará a controlar su peso, pero es igual de importante agregar alguna actividad física moderada con regularidad. Incluso las personas con artritis pueden realizar diversas actividades que les ayudarán a quemar calorías e incrementar su masa muscular. Las actividades cotidianas normales, como hacer la limpieza del hogar, ir de compras y lavar la ropa, también ayudan a quemar calorías. Los ejercicios de fortalecimiento, como el entrenamiento con pesas, contrarrestan las pérdidas musculares debidas al envejecimiento. A medida que la persona sea más activa le será más fácil mantener e incluso aumentar su masa muscular y conservar un peso saludable. (En el capítulo 3, página 27, encontrará más información sobre ejercicio.) En los días que no se sienta bien, intente realizar actividades de menor intensidad.

El calcio y la osteoporosis

Si la artritis le provoca períodos de inactividad prolongados, quizás usted corra mayor riesgo de desarrollar osteoporosis, llamada también enfermedad de los «huesos frágiles», porque la inactividad conduce a pérdidas óseas de calcio. Al año, más de 1.5 millones de personas presentan fracturas relacionadas con osteoporosis.

Al vigilar que la dieta contenga suficiente calcio, se propicia que las pérdidas óseas sean más lentas y se reduce el riesgo de sufrir osteoporosis. Además, usted necesita vitamina D para aumentar el calcio que en último término llega a los huesos. El cuerpo fabrica vitamina D cuando la luz solar transforma un producto químico de la piel en una forma útil de este nutriente. Los suplementos son adecuados para personas que no obtienen suficiente calcio y vitamina D de los alimentos o que viven en lugares con poco sol o casi nunca salen al exterior.

Cómo combinar actividades para mejorar la salud

Al dedicar 30 a 40 minutos a cualquier combinación de las siguientes actividades, se queman aproximadamente 200 calorías. Intente mantener este nivel de actividad la mayoría de los días.

Actividad	Calorías que se queman al realizar 10 minutos de actividad*
Trabajo doméstico ligero (pulir los muebles)	20-25
Caminata lenta (1.5 kilómetros por hora)	20-25
Golf, empleando carrito eléctrico	25-40
Baile de salón	30-60
Caminata a paso vivo	50-60
Golf, sin carrito eléctrico	50-60
Pasear en bicicleta	60-70
Nadar, *crawl* lento	80-90

* Las calorías se basan en una persona de 70 kg. Si pesa menos, necesitará dedicar más tiempo para consumir el mismo número de calorías. Si pesa más, consumirá el mismo número de calorías en menos tiempo.

A continuación se da una lista del consumo recomendado de calcio y vitamina D. La mayoría de las personas podrá cubrir sus necesidades con una dieta bien formulada. Consulte a su médico o a su dietista antes de tomar suplementos.

Nuevas recomendaciones diarias de calcio y vitamina D para hombres y mujeres

Edad (años)	Calcio (mg)	Vitamina D (UI)
19 a 50	1, 000	200
51 a 70	1, 200	400
71+	1, 200	600

Los ejercicios regulares en que se soporta peso, como la caminata y los ejercicios de fortalecimiento, también ayudan a mantener la fuerza de los huesos. Si usted es una mujer en etapa posmenopáusica, la terapia de reemplazo con estrógenos combinada con ejercicios y un consumo adecuado de calcio en la dieta constituirán su mejor defensa contra las pérdidas de hueso y las fracturas.

Medicamentos contra la osteoporosis

Además de las medidas dietéticas, existen diversos medicamentos nuevos para favorecer la conservación de huesos fuertes. La terapia de reemplazo con estrógenos (a menudo llamada TRE) es muy empleada por las mujeres posmenopáusicas. El raloxifeno ajusta la acción de los estrógenos sobre las células del organismo. La calcitonina es otra hormona que actúa sobre los huesos y se administra por inyección o aerosol intranasal. El alendronato es un bisfosfonato que evita la resorción ósea.

Interacciones entre fármacos y alimentos

Del mismo modo que los alimentos que usted ingiere alteran la eficacia de algunos medicamentos, estos últimos interfieren con la manera en que su cuerpo emplea los nutrientes. Quizá usted requiera cantidades mayores de lo habitual de ciertas vitaminas o minerales, dependiendo de los medicamentos que esté tomando. A menudo, podrá elegir alimentos que le proporcionen los nutrientes adicionales que requiere. En ocasiones su médico le recomendará tomar un suplemento.

Las 15 mejores fuentes de calcio

Junto con tres tazas de leche, una porción de cualquiera de los siguientes alimentos le proporcionará más de 1, 000 miligramos diarios de calcio.

Alimento	Calcio (mg)
Leche (baja en grasas y descremada), 1 taza	300
Arroz (fortificado con calcio), 1 taza	300
Tofu (queso de soya) fortificado con calcio, 1/2 taza	260
Yogur, 1 taza (promedio de las marcas de bajo contenido de grasa)	250
Jugo de naranja (fortificado con calcio), 1 taza	240
Cereal listo para comer (fortificado con calcio), 1 taza	200
Queso mozzarella (semidescremado), 30 g	185
Salmón enlatado con huesos, 90 g	180
Col rizada, 1/2 taza, cocida	180
Queso ricotta (semidescremado), 1/4 taza	170
Pan (fortificado con calcio), 2 rebanadas	160
Queso cottage (1% de grasa), 1 taza	140
Queso parmesano, 2 cucharadas	140
Alubias, 1 taza, cocidas	130
Nabos, 1/2 taza, cocidos	125

Pida que le expliquen perfectamente en qué momento y de qué manera debe tomar sus medicamentos. Algunos fármacos que se emplean para tratar la artritis y sus síntomas son más eficaces cuando se toman con el estómago vacío, pero otros deben tomarse con los alimentos para evitar la irritación estomacal. Siga con cuidado las instrucciones de su médico y de su farmacéutico.

Algunos de los efectos secundarios más comunes de los medicamentos para la artritis incluyen agruras o malestar estomacal, que a menudo se describe como un dolor corrosivo o sensación de vacío estomacal. Estos síntomas pueden ser ocasionados por los alimentos, los medicamentos o una combinación de ambos. Manténgase sentado en posición vertical por lo menos 15 a 30 minutos después de ingerir alimentos y medicamentos. Evite ingerir alimentos por lo menos una hora antes de ir a la cama. Limite los alimentos que tienden a producir reacciones como alcohol, cafeína, refrescos de cola, alimentos condimentados o fritos y pimienta.

Control del apetito

El uso a largo plazo de ciertos fármacos puede aumentar el apetito, dificultando así el control de peso. Coma lentamente e intente prolongar las comidas un mínimo de 20 a 30 minutos para permitir que su mecanismo natural de control del apetito funcione. Aumente la cantidad de alimentos con alto contenido de fibra para percibir la sensación de plenitud más pronto. Consuma pan de grano entero en vez de pan blanco, fruta fresca en vez de jugos y verduras crudas en vez de verduras cocidas, para obtener más fibra.

Ponga en práctica las siguientes sugerencias para ayudar a controlar un apetito excesivo:

Desayune. El consumo de alimentos a horas regulares y tomar bocadillos evita el síndrome de «hambre excesiva y consumo excesivo de alimentos». Consuma un cereal con alto contenido de fibra para el desayuno, pan de grano entero y fruta fresca y quizá tenga menos hambre a la hora de la comida.

Asegúrese de tener hambre. ¿Consume alimentos a causa de estrés o aburrimiento? En vez de ello lea, realice alguna actividad física o llame por teléfono a algún amigo.

Coma lentamente. Perciba los sabores y las texturas para aumentar su satisfacción. Recuerde, su cerebro tarda aproximadamente 20 minutos en recibir la señal de saciedad. Asegúrese de que sus comidas duren por lo menos este tiempo.

Domine sus antojos. Los antojos generalmente cesan en pocos minutos o incluso en algunos segundos. Entreténgase con una actividad no relacionada con los alimentos hasta que el deseo de comer pase.

Coma porciones pequeñas. Si usted siempre termina con todo lo que el plato contiene, sírvase la mitad de los alimentos que acostumbra comer. Quizá encuentre que las porciones pequeñas le satisfacen más. Para lograr que una menor cantidad de alimentos parezca más abundante, sírvase el platillo principal en un plato para ensalada o para postre.

Dése una recompensa de vez en cuando. Si usted se ha propuesto realmente comer menos, es natural que experimente algunas recaídas. Esto ejercerá muy poco impacto sobre un plan a largo plazo para el control del apetito.

Dietas alternativas y suplementos

Si usted padece artritis, quizá se pregunte si determinados alimentos, dietas o suplementos realmente mejorarán sus síntomas. Como los síntomas de la artritis varían de un día a otro, es fácil suponer que lo que usted consumió o bebió se refleja en cómo se siente.

Algunos investigadores están estudiando el efecto de las dietas con bajo contenido de calorías, pobres en grasas y pobres en proteínas. Otros científicos están estudiando los beneficios y riesgos de los ácidos grasos omega-3 de peces de aguas frías (salmón, macarela, arenque) o de los aceites de plantas para reducir la sensibilidad de las articulaciones. También se están realizando investigaciones para determinar si la dieta afecta al sistema inmunológico que provoca inflamación y dolor en ciertos tipos de artritis.

Hay que recordar que la mayoría de los supuestos beneficios de ciertas dietas especiales y suplementos para la artritis carecen de base científica. Es importante consultar a su médico antes de tomar cualquier suplemento o modificar de manera drástica su dieta regular. (En el capítulo 9, página 127, encontrará más información sobre tratamientos complementarios para la artritis).

Diez consejos para identificar dichos falsos sobre nutrición

Los miembros de la Alianza para la ciencia de la alimentación y la nutrición (*Food and Nutrition Science Alliance, FANSA*) brindan estos consejos para ayudarle a evaluar la información sobre alimentos saludables. Cualquiera de los siguientes signos debe ser motivo de alarma:

1. Recomendaciones que prometen una rápida mejoría
2. Advertencias sobre el gran riesgo de un producto o régimen
3. Afirmaciones que suenan demasiado buenas para ser verdad
4. Conclusiones simplistas a partir de un estudio complejo
5. Recomendaciones basadas en un solo estudio
6. Planteamientos importantes que son rechazados por organizaciones científicas respetables
7. Listas de alimentos "buenos" y "malos"
8. Recomendaciones que se hacen para ayudar a vender un producto
9. Recomendaciones basadas en estudios que se publican sin haber sido revisados por expertos
10. Recomendaciones de estudios que no toman en cuenta las diferencias entre individuos o grupos

---

Capítulo 6

Sus pensamientos, sentimientos y creencias, y la salud

*P*uesto que la mente y el cuerpo están conectados de manera integral, las creencias acerca de uno mismo, la artritis y la vida ejercen una poderosa influencia sobre su bienestar y su salud. El que sus pensamientos sean optimistas o pesimistas, el que piense que tiene el control y la confianza en sí mismo, afectará la manera en que enfrente a la vida y sobrelleve sus problemas.

En pocas palabras, los pensamientos y creencias positivos u optimistas contribuyen a una buena salud. Los optimistas están convencidos de que pueden hacer que las cosas funcionen. Si usted es optimista, su actitud positiva lo protegerá del estrés porque reaccionará ante la adversidad haciendo algo al respecto: afrontará los contratiempos de la vida con una sensación de esperanza. Pero los pensamientos y creencias negativos o pesimistas intensificarán el estrés y el dolor e impedirán que el sistema inmunológico actúe. Si usted es pesimista, corre el riesgo de sufrir depresión y ansiedad y, quizá cuando tenga que afrontar la adversidad, reaccionará sintiéndose impotente, sin esperanzas.

La conexión entre mente y cuerpo funciona de diversas maneras: en primer lugar, si piensa que tiene el control para cuidar mejor de sí mismo, comerá de manera correcta, hará ejercicio y descansará lo suficiente, en contraste con las personas que piensan que no pueden hacer nada acerca de su situación. En segundo lugar, los estudios demuestran que los sentimientos de impotencia debilitan al sistema inmunológico porque inhiben la acción de las células T y las células asesinas naturales, que atacan a los invasores, como bacterias, virus y células tumorales. En tercer lugar, las personas pesimistas tienden a aislarse de los demás y, por lo tanto, no reciben los beneficios comprobados para la salud que proporcionan la amistad, el amor y el apoyo.

Por lo que respecta a la artritis en particular, las investigaciones indican que los resultados dependen tanto de las propias acciones del enfermo como de las de su médico y otros profesionales de la salud. Si usted cree que puede controlar la artritis (si cree que puede controlar su dolor y sensación de fatiga) será mucho más probable que emplee los recursos médicos de manera más eficaz que las personas que no tienen fe en su capacidad para luchar contra la enfermedad. De hecho, si dos personas tienen el mismo grado de incapacidad física, pero una de ellas tiene mejores destrezas para afrontar la situación, es probable que ésta experimente menos dolor y tenga menos dificultad para funcionar.

La ciencia ha requerido muchos años para comprobar lo que usted aprendió de niño: si, como el pollito del cuento, piensa que el cielo le va a caer encima, someterá a su cuerpo a un estado constante de estrés nocivo, lo que aumentará su sensación de impotencia y dificultará su existencia cotidiana. Si, como la pequeña locomotora que era capaz, cree en sí mismo y en sus capacidades, logrará cosas sorprendentes, como controlar la artritis y vivir una vida satisfactoria y plena. Usted decide.

La curación interna

La psiconeuroinmunología es la ciencia que se dedica al estudio de la relación entre el estrés, las emociones, el sistema nervioso, las funciones inmunológicas y la enfermedad. La función de su sistema inmunológico es preservar la salud del organismo y facilitar su curación luchando contra los invasores como virus y células anormales. Su sistema nervioso influye en el funcionamiento inmunológico mediante nervios que se conectan al bazo, los ganglios linfáticos y el timo (todos ellos son órganos que forman parte del sistema inmunológico), y mediante la liberación de hormonas.

Cuando una persona se encuentra bajo estrés, su cuerpo se prepara ya sea para luchar o huir y ciertas áreas de su cerebro liberan hormonas al torrente sanguíneo. Usted conoce esa sensación: cuando siente temor o está excitado, el corazón late más rápido, la respiración se acelera, la presión arterial aumenta y los músculos se tensan. Estas reacciones le proporcionarán la energía necesaria para aprobar un examen o hablar en público, pero también producirán otros efectos. Las investigaciones han demostrado que los productos químicos que se liberan durante los momentos de estrés pueden suprimir al sistema inmunológico, de modo que el individuo quede más susceptible ante las enfermedades.

Cuando alguien padece alguna afección crónica del tipo de la artritis, el estrés le dificultará afrontar las situaciones. Quizás uno de los peores efectos del estrés sea que la tensión muscular resultante empeora el dolor, lo que limita su capacidad y le hará sentir impotente e intensificará otros sentimientos negativos como ira, ansiedad, molestia y frustración.

Como resultado, quizás usted se deprima, lo cual le hará sentir más impotente generándose así un ciclo muy angustioso.

El estrés forma parte de la vida y usted no podrá controlar diversas situaciones que lo produzcan, como por ejemplo, la muerte de una persona querida. Incluso acontecimientos felices, como una promoción en el empleo o una boda, provocan estrés. Pero el estrés también proviene de su interior y la manera en que reaccione ante las situaciones externas será lo que principalmente determine el grado de estrés al cual su cuerpo está sometido. Afortunadamente, usted puede romper este ciclo y aprender a controlar el estrés.

Escuche a su cuerpo

El primer paso para romper el ciclo (estrés, aumento de dolor, disminución de la capacidad y depresión) es aprender a reconocer en qué momento se encuentra uno bajo estrés. Las distintas personas reaccionan ante el estrés de diversas maneras. A continuación mencionaremos algunos signos y síntomas frecuentes:

- Sensación de fatiga
- Tensión muscular y dolor
- Ansiedad
- Irritabilidad
- Explosiones temperamentales
- Malestar estomacal
- Perturbaciones del sueño
- Cambios del apetito
- Dolores de cabeza
- Palmas de las manos frías y sudorosas
- Rechinar de dientes o quijadas cerradas con demasiada fuerza

Si presenta cualquiera de estos síntomas, primero asegúrese de que no tengan otra causa, como por ejemplo, una gripe. Una vez que determine, posiblemente con ayuda de su médico, que sus síntomas son resultado del estrés, necesita pensar qué lo está ocasionando. Evidentemente, situaciones difíciles como un divorcio o una muerte en la familia son motivos importantes de estrés. Pero, ¿qué se puede decir de las ocurrencias cotidianas que incrementan sus reacciones ante el estrés?

Observe qué cosas hacen que su corazón lata más rápido y aumentan su presión arterial. Quizá sea discutir con un hijo adolescente, manejar en tráfico pesado, tener que cumplir con demasiados compromisos, o una combinación de todos estos factores. Intente llevar un diario acerca de las tensiones que experimenta durante algunas semanas para comprender mejor qué es lo que le pone los nervios de punta.

Una vez que identifique sus síntomas y los factores que los desencadenan, podrá comenzar a controlar su estrés, ya sea modificando las situaciones, siempre que le sea posible, o alterando sus reacciones ante ellas.

Asuma una actitud positiva

Si bien usted sabe que padece artritis, esto no es motivo para que no se considere una persona saludable.

En el libro *Minding the Body, Mending the Mind*, Joan Borysenko, una psicóloga y bióloga celular especializada en medicina para mente y cuerpo, describe a un esquiador olímpico cuya carrera terminó debido a la esclerosis múltiple (EM). Al principio, experimentó depresión, pero posteriormente se dio cuenta de que tenía dos opciones: podía transformarse en una persona saludable con esclerosis múltiple o en una persona no saludable con esclerosis múltiple. Decidió hacer ejercicio, alimentarse bien y meditar todos los días y comenzó a considerarse una persona sumamente saludable que, además, padecía esclerosis múltiple.

¿Cómo se ve a sí mismo? Usted también puede elegir. Si decide cuidar de sí mismo, alimentándose de manera correcta, haciendo ejercicio y descansando lo suficiente, esto contribuirá en forma importante a que se sienta mejor y se mantenga activo. Pero, ¿qué ocurrirá si usted piensa que no tiene control sobre la situación en que se encuentra? Entonces, será muy probable que sus pensamientos automáticos comiencen a funcionar en su contra.

Los pensamientos automáticos o inconscientes pasan por su cerebro de manera constante, aunque no sea consciente de la mayoría de ellos. Si se detiene y analiza sus pensamientos por un momento, quizá se sorprenda de la manera tan negativa en que se habla a sí mismo. Por ejemplo, quizás inicie un programa de caminata y en vez de enfocarse en las ventajas que obtendrá del mismo, se regañe por no estar en forma. O quizás, antes de dar una presentación en el trabajo, piense «No puedo hacerlo», «No sirvo para esto» o «Pensarán que soy un tonto». Éstos se llaman pensamientos automáticos. Los pensamientos negativos producen mucho estrés y, en general, son poco realistas y están alterados.

El psicólogo Albert Ellis, que dio inicio a la terapia racional-emotiva, dijo que el estrés se desarrolla principalmente no por lo que nos ocurre, sino por la manera en que reaccionamos ante ello. Nuestras reacciones son determinadas, en gran parte, por las creencias irracionales que tenemos, como por ejemplo «Nunca debo equivocarme», «Debo caerle bien a todas las personas», «Enojarse está siempre mal». Observe las palabras «nunca», «debo» y «siempre». Una manera poderosa de reducir el estrés es plantearse expectativas más realistas para uno mismo y para los demás mediante la modificación de estas creencias irracionales.

Usted debe tomar conciencia de sus creencias acerca de sí mismo y comprender cómo dan lugar a sus pensamientos automáticos. Comience a prestar atención a lo que le dicen. Con respecto a su artritis, se ha encontrado preguntándose a menudo «¿Por qué me pasó esto?» y diciéndose que la vida que llevaba antes ha llegado a su fin. Cuando observe que se está hablando de manera negativa, deténgase, respire profundamente y piense en el efecto que estos pensamientos le producen. Emplee afirmaciones positivas para contrarrestar sus pensamientos críticos o negativos. Por ejemplo, en vez de decirse «Nunca podré volver a hacer las cosas que me gustaban» repítase «Cuidaré de mi cuerpo para que aún pueda hacer muchas cosas» o «Quizá tenga que hacer las cosas más despacio, pero no me daré por vencido».

David Burns, M.D., es un psiquiatra que considera que el estado de ánimo, incluyendo la depresión, es resultado de la manera en que uno piensa sobre los acontecimientos, no de los acontecimientos en sí y recomienda reestructurar el hábito de pensar en forma negativa escribiendo estos pensamientos a medida que uno se da cuenta de ellos. Cuando usted realice algo que considera un fracaso personal, como, por ejemplo, solicitar ayuda para abrir un frasco, escriba los pensamientos que atraviesen su mente y, a continuación, escriba pensamientos en su defensa. Por ejemplo, si usted pensó «Soy una carga para las demás personas», reemplace esto por un pensamiento más objetivo y racional como «Algunos días son mejores que otros, y hoy necesito algo de ayuda». Diga la verdad, porque para modificar sus reacciones tiene que creer en sus pensamientos racionales. El Dr. Burns sugiere aplicar esta técnica 15 minutos cada día durante varios meses, con el fin de comenzar a reemplazar las distorsiones automáticas por pensamientos racionales.

Cómo vencer el estrés: técnicas de relajamiento

Además de reestructurar los pensamientos que le provocan estrés, existen otras técnicas diversas que le ayudarán a relajarse. Como se mencionó con anterioridad, el relajamiento ayuda a reducir la tensión muscular que contribuye al aumento del dolor. Si usted encuentra una o varias técnicas de relajamiento que le funcionen, contribuirá a disminuir su dolor y logrará tener más paz mental. Es necesario aprender las técnicas de relajamiento y practicarlas en forma regular. El yoga y otros ejercicios orientales que incluyen posturas definidas y movimientos repetitivos pueden ayudarle a relajarse. Orar es una forma de meditación, en especial cuando la oración es sencilla, familiar y repetitiva. Estos ejercicios tranquilos y repetitivos servirán para contrarrestar la excitación fisiológica provocada por el estrés. Su práctica regular también le proporcionará una nueva comprensión sobre la manera de reducir el estrés, modificando sus prioridades o patrones de pensamiento, porque estos ejercicios también sirven para cambiar la manera en que uno piensa.

Un asunto familiar

Mis tres pequeños hijos y yo padecemos artritis reumatoide y mi esposa Nicki es el único miembro de la familia que no padece esta enfermedad.

Yo he padecido artritis desde que tenía seis semanas de vida. El primer indicio fue que mi codo izquierdo estaba inflamado. Treinta años después, ésta fue también la primera señal en nuestro hijo mayor, Timothy, a los tres meses de edad. Actualmente tiene ocho años. Nuestros gemelos, Jacob y Paul, desarrollaron síntomas cuando tenían un año de edad. Ahora tienen cinco años.

En ocasiones, el termómetro que mide el estrés en nuestra casa estalla. Esto puede ocurrir por la mañana, cuando estamos luchando para preparar a uno de los niños para ir al médico quien lo someterá a un drenaje de las articulaciones inflamadas o le inyectará esteroides. Es difícil contar con suficiente energía para conservar la paciencia cuando uno ha estado desvelado toda la noche remojando sus adoloridas articulaciones, pero, en ocasiones, aun esas noches son algo divino: nos sentamos en el jacuzzi bajo las estrellas y hablamos durante horas de cualquier cosa, desde chistes tontos hasta por qué Timothy ya no puede jugar al fútbol y cómo su valor constituye una inspiración para su madre y para mí.

Hemos logrado sobrellevar las tensiones. Cuando hay muchos casos de inflamación y nos sentimos abrumados, dejamos de realizar ciertas actividades. Timothy no ha asistido con mucha frecuencia a "Cub Scouts" este año y no pudo ir al fútbol aunque pagamos la inscripción de 50 dólares, por si acaso. A menudo, es necesario cancelar reuniones familiares o con amigos a último momento. Hemos llevado a Timothy a consultar un consejero para que lo ayude a superar la depresión que siente. Nicki y yo también lo hacemos, para fortalecer nuestro matrimonio para soportar el estrés que la artritis provoca. Nuestros amigos han sido de gran ayuda: cuidan de los niños y realizan mandados. En cierta ocasión, en una época muy difícil, nos trajeron alimentos durante tres meses.

Nicki tiene una manera singular de considerar la artritis en nuestra familia: dice que la enfermedad me ha transformado en «una persona positiva, concentrada, creativa y maravillosa» y le dice a nuestros hijos que lo mismo ocurrirá con ellos si deciden continuar su viaje por la vida con artritis, en vez de considerarse víctimas de ella. Las víctimas sólo se amargan, pero los viajeros se hacen más fuertes día tras día.

Kevin Prevou
Arlington, Texas

A continuación describiremos algunas de las técnicas más comunes. En lo que respecta al masaje, es necesario encontrar una persona experta. También puede aprender autohipnosis, aunque probablemente no por sí solo. En cuanto a las técnicas de autoayuda, necesitará practicarlas. En el mercado hay diversas cintas de meditación guiada y de visualización guiada que quizá le resulten útiles. Escoja un momento tranquilo y un sitio donde no le perturben y practique con regularidad, de preferencia a diario, por un mínimo de 15 a 20 minutos. Sea paciente: quizá requiera varias semanas para aprender a relajarse y comenzar a ver algunos beneficios.

La meditación se ha llamado «estado alterado de conciencia» y «estado singular de relajamiento». Hay casi tantas maneras de meditar como personas que meditan, pero la premisa básica consiste en sentarse tranquilamente y no pensar en nada, concentrándose en la respiración o en una palabra o frase sencilla (mantra) que se repite una y otra vez. Cuando surjan pensamientos que lo distraigan (y esto es muy frecuente), simplemente obsérvelos, déjelos pasar y vuelva a concentrarse. La meditación permite entrar a un estado de profunda tranquilidad que reduce la respuesta del organismo al estrés. Algunos tipos de prácticas de meditación incluyen la meditación contemplativa, la «respuesta de relajamiento» y, la más ampliamente estudiada, meditación trascendental. Todas funcionan de manera similar. La práctica regular de la meditación le permitirá respirar de manera relajada, hará más lentas sus ondas cerebrales y disminuirá su tensión muscular y su frecuencia cardíaca. También reduce la respuesta de su cuerpo a los productos químicos liberados por el estrés, como la adrenalina, la cual puede ejercer efectos dañinos en el organismo.

La visualización guiada es una técnica en la cual se entra a un estado de relajamiento mediante meditación o autohipnosis. A continuación se visualiza una imagen que se percibe a través de los sentidos y los síntomas físicos se alivian. Los estudios de las ondas cerebrales de personas que están participando en sesiones de visualización guiada sugieren que se estimulan las mismas partes del cerebro al imaginar algo y experimentar eso mismo en realidad. El mensaje que el cerebro recibe, a través de la visualización, es enviado a otros centros cerebrales y a los sistemas autónomo y endocrino, los cuales regulan funciones vitales, como la frecuencia cardíaca y la presión arterial. Quizá éste sea el motivo por el cual las preocupaciones (imaginar los peores resultados) aumentan la presión arterial y ocasionan que el pulso se eleve y los músculos se tensen, como si en realidad hubiese ocurrido lo peor.

El relajamiento muscular progresivo funciona según la teoría de que al aprender cómo se sienten los músculos tensos se comprenderá cómo relajarlos. Por lo tanto, el relajamiento progresivo consiste en una serie de ejercicios en que el participante va tensando y relajando sucesivamente todos los principales grupos musculares desde la cabeza hasta los dedos de los pies. Mientras tanto, el participante se concentra en comparar la diferencia entre la sensación de tensión y la de relajamiento muscular.

Otra fase importante del relajamiento muscular progresivo incluye la
técnica llamada escaneo corporal, en la cual el participante se enfoca en un
grupo muscular por vez, observa si percibe alguna tensión y después se
relaja sin tensar primero los músculos.

La hipnosis es un estado de relajamiento inducido que incrementa la
concentración de la persona y le permite ser más perceptiva a las
sugerencias que se le hacen (o que ella se hace a sí misma) en estado
hipnótico. La hipnosis altera los patrones de ondas cerebrales de manera
muy similar a otras técnicas de relajamiento y quizá esta capacidad para
aliviar el estrés sea la razón por la cual funciona para aliviar el dolor y
modificar el comportamiento. Aproximadamente 80% de los adultos
pueden ser hipnotizados. Al igual que los narcóticos, la hipnosis puede
enmascarar el dolor y posiblemente ocasionar que la persona lesione sus
articulaciones, por lo cual generalmente no se recomienda esta técnica para
personas artríticas. Sin embargo, la autohipnosis es similar a algunas otras
técnicas aquí mencionadas y quizá le permita controlar el estrés y el dolor.

La terapia de masajes consiste en la manipulación de los tejidos
blandos del cuerpo y se realiza de muchas maneras: desde el movimiento
tradicional de amasar y frotar del masaje sueco hasta la aplicación de
presión en los puntos de acupuntura que caracteriza al masaje Shiatsu.
Este «toque sanador» reduce la frecuencia cardíaca, aumenta la
circulación, relaja los músculos, mejora el margen de movimiento e
incrementa la producción de endorfinas, lo que contribuye a aliviar el
dolor y la ansiedad. El masaje es eficaz para aliviar la tensión, la
depresión y la ansiedad; para aumentar el estado de alerta y para reducir
la percepción del dolor. Se ha demostrado que reduce el dolor producido
por la artritis. El ambiente en el cual se recibe el masaje es importante: un
área tranquila, tibia, sin ruidos que distraigan ni interrupciones
colaborará al alivio de la tensión muscular. Los sonidos y la música a
volumen bajo también relajan los músculos. Además, el terapeuta debe
emplear un buen lubricante, como el aceite mineral. Al reducir la
fricción, el lubricante contribuye a que los movimientos de masaje sean
continuos y eficaces. No es recomendable someterse a un masaje si tiene
alguna herida abierta o una infección cutánea. Consulte a su médico si ha
sufrido alguna lesión.

Lleve un diario personal. Escribir regularmente sus pensamientos y
sentimientos, le permitirá desahogarse, incrementar el conocimiento de sí
mismo, resolver problemas y colocar las cosas en perspectiva. La *Arthritis
Foundation* (Fundación para la Artritis) recomienda a sus pacientes que
lleven un diario personal para contar con un registro de sus síntomas,
observar patrones de ocurrencia, entender mejor su enfermedad y
encontrar una manera de comunicarse mejor con los médicos y otras
personas en lo que respecta a su afección. Según la Fundación, las personas con enfermedades crónicas que registran sus sentimientos a menudo
refieren menos síntomas, visitan al médico con menos frecuencia, faltan
menos días al trabajo y tienen mejor estado de ánimo.

Solicite ayuda: no es el único

Si usted cuenta con amigos y personas queridas con quienes hablar, en particular cuando tenga que afrontar el dolor y los cambios de vida que la artritis impone, probablemente se sienta menos solo y asustado y pueda afrontar mejor su afección. Si cuenta con personas que se preocupen por usted será más probable que cuide mejor de sí mismo. Además de esto, los estudios demuestran que contar con apoyo probablemente reduzca los niveles de estrés. Sus amistades le ayudarán a protegerse de las consecuencias físicas del estrés, y mientras más amigos tenga, mejor.

Las investigaciones también demuestran que los grupos de apoyo ofrecen beneficios similares con una posible ventaja: en un grupo de personas que apenas conoce, usted podrá expresar sus temores más profundos y preocupaciones cotidianas sin preocuparse porque las personas que ama se asusten o se sientan abrumadas. Dependiendo de la naturaleza del grupo, usted podrá tratar temas difíciles, obtener ayuda para modificar su punto de vista, compartir ideas y experiencias y aprender más acerca de la artritis y de cómo otras personas con esta misma afección afrontan la situación. Sin embargo, para obtener más beneficios del grupo, usted debe estar dispuesto a compartir sus pensamientos y sentimientos, además de interesarse en escuchar a otros. Para encontrar un grupo, pregunte a su médico, póngase en contacto con la sucursal local de la *Arthritis Foundation* (Fundación para la Artritis) o con otras personas que usted sepa que padecen esta enfermedad.

Si no se siente cómodo participando en un grupo, pero siente la necesidad de expresar sus sentimientos acerca de la artritis o desea ayuda para aprender reestructuración cognoscitiva o autohipnosis, quizá le convenga una consulta de tipo personal. Pida a su médico que le recomiende un terapeuta.

Simplifique su vida

En la última década se ha producido un fenómeno cultural llamado simplicidad voluntaria: quienes están a favor de ella desean simplificar sus vidas teniendo menos compromisos y objetivos materiales. Aunque quizá usted no desee dejar su empleo y mudarse al campo, probablemente la artritis lo obligue a tomar las cosas con calma y necesite dedicar más tiempo al reposo y el cuidado personal dentro de su rutina diaria. Además, quizá desee mimarse a sí mismo prestando más atención a aquellas cosas de la vida que le proporcionan satisfacción y placer.

La psicóloga de la Clínica Mayo Barbara K. Bruce, Ph.D. y Stephan Rechtschaffen, M.D., autor de *Timeshifting: Creating More Time to Enjoy Your Life*, ofrecen las siguientes sugerencias:

Reevalúe su concepto de éxito. Ascender en su carrera laboral quizá no constituya la mejor elección para usted. Tal vez gane más dinero y obtenga más prestigio como directora de escuela, pero ¿valen la pena el estrés adicional y la pérdida del placer que se obtiene al trabajar con los alumnos en el salón de clases? Para emplear mejor su tiempo y lograr que su vida tenga más significado quizá sea necesario que cambie de orientación y se dedique a un trabajo que considere más gratificante. ¿Ocupa su trabajo demasiadas horas del día? Piense cómo sería contar con más tiempo, aunque tuviera menos dinero.

Acepte las cosas que no puede cambiar. Quizá no pueda realizar todas las cosas que hacía antes de padecer artritis y, si padece artritis reumatoide, la naturaleza variable de la enfermedad probablemente le dificulte planear las cosas de antemano y tal vez se sienta demasiado cansado como para continuar con todos sus intereses. No luche contra esto, decida qué es lo importante y asigne prioridades. Dé preferencia, determine qué cosas tiene y desea hacer y delegue las demás, no las realice o pida ayuda.

Respire bien. Cuando usted tiene prisa o estrés, su respiración es rápida y poco profunda. La respiración relajada es profunda y lenta y usted puede relajarse practicándola. Inhale lentamente contando hasta cuatro, después exhale con lentitud contando hasta cuatro. Haga esto varias veces al día, siempre que se sienta apresurado. Practique la respiración profunda mientras aguarda a que le contesten una llamada telefónica, al estar en una fila por algún motivo o mientras trabaja para cumplir con una fecha de entrega. Y cada vez que suene el teléfono puede emplearlo como señal para respirar profundo antes de contestar.

Aprenda a decir «no». Usted no puede hacer todo, en especial si padece artritis. La siguiente vez que alguien le pida ayuda considere su respuesta con cuidado antes de aceptar. ¿Tiene usted el tiempo suficiente? ¿Tiene ya demasiadas cosas que realizar? ¿Será necesario que deje de hacer algo que realmente desea hacer? ¿En realidad desea trabajar en este proyecto? ¿Se siente abrumado o fatigado? No tiene que sentirse culpable, simplemente puede negarse. Además, no será de mucha utilidad para nadie si usted se siente abrumado.

Posea menos cosas y limpie menos. A menos que sean comestibles, todas las cosas que trae al hogar requerirán mantenimiento, el cual consume tiempo y energía. Quizá alguna vez disfrutó su colección de figuras de porcelana, pero ahora la considera una colección de polvo. Aplique el «principio del placer» a sus posesiones. ¿Realmente le hacen feliz? ¿Qué llevaría consigo si tuviera que evacuar su casa en una hora? Considere desechar todas las cosas que no contribuyen de manera significativa a su vida. Si no ha empleado algún objeto en un año, quizá debe guardarlo o regalarlo. Además, evite comprar cosas que no necesite.

Es necesario descansar

A lo largo del capítulo hemos descrito qué cosas le permitirán controlar mejor la artritis y aumentar su calidad de vida. Algo muy importante, que aún no hemos mencionado, es el reposo adecuado. Vivimos en una cultura en la que se duerme poco y en la cual se valoran los logros más que el cuidado personal. Muchas personas se sienten orgullosas de dormir poco. Un número cada vez mayor de estudios señala los efectos debilitantes de la falta de sueño en la población en general. Pero como usted padece artritis, es imprescindible que escuche a su cuerpo y le dé lo que requiera, en particular, reposo.

¿Cuándo debe descansar? Cuando se sienta cansado. La artritis, en particular la artritis reumatoide, lo hace más propenso a la fatiga. Conozca sus límites. Si necesita descansar en una silla cómoda o dormir una siesta durante el día, hágalo y asegúrese de dormir bien por la noche. Duerma las horas necesarias, no las que usted cree que debe dormir. Nadie le dará un premio por dormir tan sólo cuatro horas por la noche, a pesar de nuestra cultura, pero su artritis podría agravarse si no duerme lo suficiente.

Una advertencia: quizá usted duerma demasiado. Si se siente deprimido, tal vez busque refugio en el sueño. Duerma siestas relativamente breves, en particular si observa que interfieren con su sueño nocturno. Una alternativa a dormir una siesta es encontrar una silla cómoda y descansar sin quedarse dormido. Sepa que es aceptable sentirse un poco cansado. Y asegúrese de mezclar períodos de reposo con períodos de ejercicio y otras actividades.

Usted está a cargo

El término que los investigadores emplean para la creencia de que uno ejerce control sobre los acontecimientos que afectan su vida es el de «autoeficacia». Los estudios realizados en la Universidad de Stanford demuestran que la autoeficacia (la capacidad para lograr los resultados deseados) es el mejor vaticinador de resultados positivos para la salud en muchos casos, incluyendo los de las personas que afrontan bien la artritis. Lograr objetivos, como disminuir su estrés empleando algunas de las técnicas de relajamiento, incrementa la autoeficacia, como también lo hace observar que otras personas controlan los efectos de su enfermedad con éxito.

Usted puede controlar la artritis. A lo largo de este capítulo, hemos examinado el poder de sus pensamientos, sentimientos y creencias sobre su enfermedad y su vida y le hemos ofrecido diversas técnicas que le ayudarán a tener el control. Por lo que respecta a controlar la artritis, irá creyendo que puede hacerlo conforme ponga estas sugerencias en práctica.

Dónde obtener más información

Borysenko J: *Minding the Body, Mending the Mind.*
Nueva York, NY, Bantam Doubleday Dell, 1993

Goleman D, Gurin J (editores): *Mind Body Medicine: How to Use Your Mind for Better Health.* Yonkers, NY, Consumers Report Books, 1995

Kabat-Zinn J: *Full Catastrophe Living: Using the Wisdom of Your Body and Mind to Face Stress, Pain and Illness.* Nueva York, NY, Dell Publishing, 1990

Rechtschaffen S: *Timeshifting: Creating More Time to Enjoy Your Life.*
Nueva York, NY, Doubleday, 1996

Seligman MEP: *Learned Optimism: How to Change Your Mind and Your Life.*
Nueva York, NY, Pocket Books, 1998

Aprenda cómo ayudarse a sí mismo

En Estados Unidos, el Curso de Autoayuda para Artríticos (*Arthritis Self-Help Course*) educa a las personas sobre los diferentes tipos de artritis, les enseña cómo ejercitarse, explica el uso correcto de los medicamentos para la artritis y las técnicas para controlar el estrés y alienta a los participantes a tomar un papel activo en el control de su afección.

Patrocinado por la *Arthritis Foundation* (Fundación para la Artritis) este curso fue desarrollo en 1978. Desde entonces, más de 100, 000 personas lo han completado y, en promedio, informan que el dolor se reduce en 15 a 20%. También informan que sienten menos depresión y realizan menos visitas al médico tras haber tomado el curso.

Los estudios de seguimiento indican que los participantes suelen efectuar los cambios saludables de comportamiento que se les enseñan en el curso, como, por ejemplo, hacer ejercicio. Sin embargo, la mejoría del dolor, de la depresión y del nivel de actividad, se relaciona de manera más cercana a un cambio positivo de actitud. Quienes se gradúan del curso se sienten más confiados de poder controlar su enfermedad, según indican las pruebas psicológicas.

Vale la pena investigar si en donde vive existe un curso de este tipo.

Capítulo 7

Medicamentos contra la artritis

*A*sí como existen síntomas muy diversos entre las personas con artritis reumatoide y osteoartritis (desde leves hasta graves) también hay un espectro muy amplio de medicamentos para ayudar a controlar el dolor que produce la enfermedad y, en muchos casos, los daños. Usted y su médico cuentan con muchas opciones.

Los medicamentos son de ayuda cuando es necesario aliviar el dolor, aumentar el nivel de actividad, o prevenir más daños a causa de inflamación. Algunos medicamentos son relativamente inocuos, se venden sin receta y son tan comunes que pueden adquirirse en tiendas. Otros fármacos sólo pueden adquirirse con receta.

Es necesario evaluar los beneficios de estos fármacos contra sus posibles efectos secundarios peligrosos. Le ayudarán a vivir sin dolor y a mantenerse activo siempre y cuando los tome con suma cautela y siguiendo las instrucciones del médico. Algunos fármacos, como los relacionados con la aspirina, se emplean para diversos tipos de artritis, mientras que otros sólo se emplean para determinados tipos.

Si padece osteoartritis, podrá beneficiarse de diversas terapias farmacológicas, en particular aquellas para el alivio del dolor. Estos medicamentos incluyen aspirina y fármacos relacionados con ella, acetaminofeno, otras sustancias para el alivio del dolor y algunos otros tipos de medicamentos.

En el caso de la artritis reumatoide el objetivo de los medicamentos no sólo es aliviar el dolor sino también reducir la inflamación y los daños potenciales a las articulaciones. De manera ideal, los médicos y los científicos esperan reducir los síntomas controlando las anormalidades subyacentes del sistema inmunológico que producen en primer lugar los síntomas de la enfermedad.

Además, el control de la inflamación es una de las claves para reducir el dolor y permitir que la persona vuleva a tener un estilo de vida agradable.

Hay cuatro grupos primarios de medicamentos que los médicos recomiendan para tratar la artritis reumatoide. Algunos pueden adquirirse sin receta pero, sin embargo, la mayoría se adquieren sólo por prescripción:

- Fármacos antiinflamatorios no esteroides (AINE), incluyendo la aspirina
- Corticoesteroides
- Fármacos antirreumáticos que modifican la enfermedad (FARME), o fármacos remisivos
- Fármacos inhibidores específicos de la enzima ciclooxigenasa-2
- Fármacos inmunosupresores

También se emplean otros fármacos para el tratamiento de la artritis, por ejemplo, las cremas de uso tópico proporcionan cierto grado de alivio del dolor y el acetaminofeno es un fármaco eficaz para el alivio del dolor y quizá sea uno de los más seguros para personas con artritis. También son útiles los antidepresivos.

AINE

Una parte importante del tratamiento de la artritis reumatoide es suprimir la inflamación por los daños que ésta produce y, al controlarla, también disminuye el dolor. Las personas artríticas emplean dos categorías principales de medicamentos antiinflamatorios. Una de ellas contiene cortisona, una sustancia derivada de hormonas humanas, que controla la inflamación de manera eficaz. Sin embargo, si se toma por períodos prolongados produce efectos secundarios de tipo grave.

La otra categoría de fármacos antiinflamatorios no contiene cortisona y los diversos fármacos que corresponden a ella se denominan "fármacos antiinflamatorios no esteroides o AINE". Incluyen desde el fármaco más ampliamente usado a nivel mundial (la aspirina), hasta el ibuprofeno y muchos otros AINE más potentes que sólo pueden adquirirse con receta.Sin embargo, los AINE no curan la enfermedad. En casos de artritis reumatoide, generalmente se emplean otros medicamentos junto con los AINE para el control de la enfermedad.

Sin embargo, si padece osteoartritis probablemente no requiera un fármaco antiinflamatorio. Esto se debe a que la osteoartritis (sin importar el grado de dolor que produzca) genera un mínimo de inflamación. De hecho, si padece osteoartritis, cierto grado de inflamación puede ayudar al proceso curativo.

Cómo funcionan los AINE

En realidad, los AINE tienen básicamente dos funciones benéficas.

Algunos AINE, como la aspirina, la buferina y el ibuprofeno, se emplean en grandes cantidades para el alivio de dolores comunes.

Si padece osteoartritis, puede tomar AINE a dosis bajas para reducir el dolor. Estas sustancias para el alivio del dolor (analgésicos) también eliminan otros dolores leves, como dolor de cabeza y calambres menstruales.

Si padece artritis reumatoide, los AINE serán valiosos por su capacidad para reducir la inflamación, el dolor que ésta produce y posibles daños. A pesar de las leves diferencias entre los distintos tipos de AINE, todos funcionan contra la inflamación de manera similar, inhibiendo una enzima que promueve la producción de prostaglandinas, que son los productos químicos sanguíneos que desempeñan un papel clave en el proceso de inflamación.

Como cada persona artrítica es distinta, la elección del AINE indicado varía de un individuo a otro. Lo que a usted le ayuda, quizá no sea conveniente para su mejor amigo, y viceversa. Por eso, junto con su médico deberán elegir el AINE basándose en diversos criterios:

- Su edad y estado de salud
- La frecuencia con que se debe tomar el medicamento
- Cómo responde al medicamento
- Cómo interactúan otros medicamentos que esté tomando con el AINE
- El costo del medicamento

Existen diversas opciones de AINE como medicamento para la artritis, tanto con prescripción como sin receta. Al usar cualquier AINE, es preciso tener en cuenta su potencia si se emplea por períodos prolongados, incluso la aspirina de tipo común, pues estas sustancias pueden producir efectos secundarios graves y potencialmente peligrosos, como úlceras gástricas y hemorragia.

AINE que se adquieren sin receta

La aspirina y sus variantes se producen en tres formas: simple, amortiguada y con capa entérica. La aspirina con amortiguador y la que contiene capa entérica reducen la posible irritación estomacal y la acidez. Existen diversas presentaciones comerciales y genéricas para este medicamento.

En general, una dosis relativamente baja de aspirina alivia el dolor cotidiano (dos tabletas de 325 miligramos cada cuatro horas), por lo cual algunas personas con osteoartritis emplean esta dosis.

Pero esto no basta para el alivio eficaz de la inflamación relacionada con la artritis reumatoide. El enfermo necesita mantener un nivel sanguíneo constante y considerable de aspirina, equivalente al que se logra consumiendo de 10 a 15 aspirinas comunes al día. No basta simplemente con tomarla sólo cuando el dolor se presenta, como si se tratara de un simple dolor de cabeza.

Comparación de medicamentos genéricos y marcas conocidas

Muchos fármacos contra la artritis se encuentran disponibles ya sea como medicamentos genéricos o como marcas de prestigio ¿Cuál es la diferencia entre ellos?

Cuando el fármaco es descubierto o desarrollado por un laboratorio, se le pone un nombre genérico elegido por los expertos y las agencias gubernamentales. Posteriormente, la compañía que lo desarrolló lo registra bajo cierta marca y lo vende de manera exclusiva por determinado tiempo. Cuando expiran los derechos de patente, cualquier otra compañía farmacológica puede fabricar y vender el fármaco bajo su nombre genérico, o con alguna otra marca. En cualquier caso, debe ser aprobado por la Administración de Alimentos y Fármacos (*Food and Drug Administration*), en Estados Unidos, o por la entidad correspondiente en cada país.

La ventaja principal de los fármacos genéricos es que su costo es menor. Sin embargo, algunos médicos consideran que no están fabricados con las mismas normas de elaboración que los fármacos originales de marcas de prestigio.

Junto con su médico deberán determinar si es conveniente que emplee un medicamento de marca registrada o su equivalente genérico, dependiendo de sus necesidades médicas y de su capacidad económica.

Su médico realizará los esfuerzos necesarios para adaptar a sus necesidades la dosificación y los horarios para tomar el medicamento, pero quizá sea difícil encontrar el punto de equilibrio. Por lo tanto, comenzará recetándole la dosis que estime conveniente y posteriormente la modificará según su respuesta.

Nunca intente automedicarse con medicamentos para controlar la inflamación producida por la artritis. ¿Por qué? Porque si por error consume demasiada aspirina, ésta puede producirle efectos tóxicos peligrosos. Por su seguridad, al comenzar el tratamiento el médico debe controlar con frecuencia el nivel de aspirina en su sangre. A dosis altas, la aspirina debe tratarse con el mismo respeto y disciplina que cualquier medicamento que se adquiera con receta.

Además de la aspirina y otros medicamentos similares, hay otros tres AINE disponibles sin prescripción que constituyen una buena alternativa en caso que no tolere la aspirina, o ésta no le alivie el dolor:

- ibuprofeno
- ketoprofeno
- naproxeno sódico

Estos AINE sin receta deben usarse con la misma cautela que la aspirina. Es correcto emplearlos para aliviar dolor leve sin consultar al médico, pero si piensa emplearlos para tratar su propia artritis reumatoide, piénselo bien. Tómelos solamente siguiendo las indicaciones del médico.

AINE de prescripción

Muchos AINE sólo pueden adquirirse con receta médica, incluyendo algunos medicamentos que contienen aspirina y, en general, son más fuertes por dosis que la aspirina y otros fármacos que se adquieren sin receta.

Ciertos AINE que se adquieren con receta producen beneficios especiales en comparación con otros fármacos de este tipo: no es necesario ingerir una docena o 20 píldoras a determinados intervalos a lo largo del día, pues basta con tomar una sola píldora diaria.

Además de su indudable conveniencia para las personas ocupadas, esta dosificación asegurará que se tome el medicamento de manera adecuada. Después de todo, en ocasiones es difícil acordarse de tomar todas las píldoras necesarias que requiere el régimen de aspirina y, de todas maneras, es vital que se cumplan las instrucciones de su médico.

Los AINE que se toman una vez al día son los siguientes:

- diclofenaco sódico
- nabumetona
- oxaprozina
- naproxeno, de liberación controlada
- etodolac
- piroxicam

Otros AINE que se adquieren con receta deben tomarse más de una vez al día, pero no es necesario consumir el mismo número de píldoras que en los regímenes basados en aspirina. A continuación se mencionan algunos ejemplos:

- diclofenaco sódico y misoprostol, una tableta dos o tres veces al día
- naproxeno, una tableta dos veces al día
- fenoprofeno, una o dos cápsulas tres o cuatro veces al día
- sulindac, una tableta dos veces al día
- flurbiprofeno, una tableta dos o tres veces al día
- indometacina, una cápsula dos o tres veces al día

Además, éstos y otros AINE que se adquieren con receta constituyen un espectro de alternativas contra la inflamación. Si no tolera la aspirina u observa que no le ayuda mucho, pida a su médico que pruebe otras opciones.

Efectos secundarios de los AINE

La mayoría de las personas que emplean AINE para la artritis no desarrollan problemas o presentan efectos secundarios de tipo leve que desaparecen por sí solos. Al comenzar a usar AINE, quizá experimente alguno de los siguientes efectos:

- Dolor de cabeza leve
- Sensación de ligereza en la cabeza
- Somnolencia
- Mareo

Pero es probable que estos efectos desaparezcan en un lapso de una a dos semanas. En caso contrario, notifíquelo a su médico. Las personas que emplean aspirina o algún medicamento relacionado con ella, en ocasiones experimentan zumbido o ruido en los oídos (tinnitus).

Las dosis mayores de AINE producen efectos secundarios más graves que deberá tener en cuenta. Al reducir la producción de las prostaglandinas (sustancias que promueven la inflamación) los AINE interfieren con sus otras funciones, dando como resultado lo siguiente:

- Irritación estomacal e intestinal
- Hemorragia gastrointestinal
- Disminución de la función renal
- Retención de líquidos
- Insuficiencia cardíaca

El riesgo de sufrir efectos secundarios de tipo adverso aumenta en personas mayores, en particular en las mujeres. Si ha padecido úlcera estomacal, hemorragia gastrointestinal o insuficiencia renal, o si está tomando algún anticoagulante, probablemente su médico no le recomendará que use AINE. Para reducir los posibles efectos gastrointestinales adversos, su médico puede combinar el diclofenaco con misoprostol (una prostaglandina que protege el estómago). Pueden producirse otros efectos secundarios, pero son menos frecuentes. Si tiene alguna pregunta acerca de síntomas que se le presentan mientras está tomando algún AINE, discútala con su médico.

Los salicilatos no acetilados se relacionan con la aspirina, pero suelen ser más suaves para el estómago y los riñones. También provocan un mínimo de hemorragias, las cuales son un efecto secundario frecuente de los AINE. Los salicilatos no acetilados que se adquieren con receta incluyen trisalicilato de colin magnesio y salsalato.

Corticoesteroides

Una de las principales metas del tratamiento de la artritis reumatoide es detener la inflamación dado que ésta provoca daños permanentes en las áreas afectadas, además de dolor e incomodidad.

Los corticoesteroides (llamados también esteroides o glucocorticoides) son el segundo tipo de los fármacos principales que se emplean para combatir la inflamación en personas con artritis reumatoide y funcionan impidiendo que el cuerpo fabrique sustancias que provocan inflamación, como las prostaglandinas.

Los corticoesteroides también tienen otra función en las personas enfermas de artritis reumatoide. La evidencia sugiere que ésta es una enfermedad de tipo autoinmune. Esto significa que el sistema inmunológico de manera equivocada ataca a los tejidos saludables en vez de combatir a los "invasores", como bacterias y virus. Los corticoesteroides reducen la actividad autoinmune, disminuyendo así su potencial para provocar daños. Por ejemplo, ocasionan que los leucocitos (o glóbulos blancos) trabajen con menos eficacia. Desafortunadamente, esto implica que de manera simultánea se reduce en grado variable en distintas personas la capacidad del sistema inmunológico del cuerpo para luchar contra las infecciones.

Además de ser fármacos, los corticoesteroides también son hormonas derivadas de la hormona llamada cortisol, que es producida por las glándulas suprarrenales y tiene muchas funciones vitales en el organismo; ayuda a regular el equilibrio del agua y la sal, y la manera en que el cuerpo emplea proteínas, grasas y carbohidratos (el metabolismo). Durante períodos de tensión (como por ejemplo, alguna enfermedad o período de trastorno emocional), las glándulas suprarrenales secretan un exceso de cortisol para ayudar al cuerpo a afrontar las tensiones.

Aunque sus nombres son similares, los corticoesteroides no son los mismos compuestos que los anabólicos que emplean los atletas para desempeñarse mejor en las competencias. Estos anabólicos no son de utilidad para tratar la artritis. De hecho, la palabra "esteroides" se refiere a diversas sustancias químicas relacionadas, incluyendo ciertas hormonas, ácidos biliares, fármacos naturales como los compuestos digitálicos y los precursores de algunas vitaminas (sus formas iniciales).

Los corticoesteroides se conocen desde hace más de medio siglo, cuando fueron descubiertos por científicos encabezados por médicos e investigadores de la Clínica Mayo y comenzaron a emplearlos para tratar la artritis con resultados notablemente positivos. En esa época, se pensó que constituirían la cura para la artritis. Sin embargo, en años posteriores se hizo evidente que debido a su toxicidad no podían emplearse a dosis altas por períodos prolongados, pues sus efectos secundarios con frecuencia eran peores que los síntomas de la propia artritis.

Cuándo es necesario usar corticoesteroides

Si padece artritis reumatoide inflamatoria, quizá su médico decida emplear AINE en primer término para tratar de controlar la inflamación, reducir los daños potenciales y proporcionarle alivio. Gracias a los diversos AINE disponibles, es factible probar diversas alternativas cuando la primera elección no funciona, pero quizá los AINE que usted emplee no sean suficientemente potentes como para reducir la inflamación, o le provoquen efectos secundarios que le causen problemas adicionales.

Este es el motivo por el cual se utilizan corticoesteroides para luchar contra la inflamación, aunque es probable que sólo se requieran en forma ocasional. En casos de osteoartritis y artritis reumatoide en ocasiones se inyecta cortisona directamente a la articulación con buenos resultados, cuando sólo una o algunas de las articulaciones están gravemente afectadas. Si la artritis reumatoide es grave y hay más de una articulación afectada, se puede tomar cortisona por vía oral.

Dados los efectos secundarios graves de los corticoesteroides, su uso para el tratamiento de la artritis debe ser controlado de manera eficaz y segura. En otras palabras, su médico debe diseñar un plan de tratamiento no sólo que funcione para usted, sino que mantenga estos efectos secundarios al mínimo absoluto, y usted debe usar estos fármacos siguiendo las instrucciones de su médico con exactitud. Al fin y al cabo estas son sustancias aún más potentes que los AINE.

Sin embargo, los corticoesteroides pueden adaptarse a las diversas necesidades de las personas que padecen artritis reumatoide y otras enfermedades inflamatorias. Se usan de diversas maneras:

* A corto o largo plazo
* A dosis bajas o altas
* Por vía oral o inyectados

Terapia a corto plazo

Algunas personas con artritis reumatoide requieren de un alivio rápido de los síntomas. Por ejemplo, quizá presenten algún recrudecimiento de la enfermedad que resulte doloroso, incapacitante, o sea potencialmente dañino. Si esto le ocurre, quizá su médico le recete un curso breve de corticoesteroides ("con reducción gradual de dosis"), que en general produce alivio en pocos días. También puede emplearlos temporalmente, para permitir que usted se sienta mejor y reducir los daños mientras se aguarda a que otros medicamentos comiencen a surtir efectos.

Para seguir un curso de corticoesteroides breve, se comienza por una dosis moderada del corticosteroide que el médico elija. Después, por lapsos de pocos días se va reduciendo la dosis del fármaco. Este método minimiza la posibilidad de efectos secundarios y para simplificarlo, hay disponibles paquetes especiales de corticoesteroides, que permiten la reducción de dosis de manera exacta. Sólo es necesario tomar las píldoras que se indican día tras día, hasta tomar la última. Esta terapia puede durar una o dos semanas. Debido a las cantidades importantes de corticoesteroides que se emplean en tratamientos de reducción, no es conveniente emplearlos con frecuencia. También es posible recurrir a inyecciones intramusculares de corticoesteroides como método a corto plazo para el tratamiento de la artritis reumatoide.

Vida media

La "vida media" de un medicamento se refiere al tiempo que continúa siendo eficaz, es decir, que continúa combatiendo la enfermedad. Desde el punto de vista técnico, esto se refiere aproximadamente al tiempo necesario para que la mitad de la dosis del medicamento sea eliminada del organismo. También se puede considerar como el tiempo recomendado entre una y otra dosis.

Algunos medicamentos tienen vidas medias muy cortas. Por ejemplo, la vida media de dos aspirinas simples o dos tabletas de ibuprofeno es de aproximadamente cuatro horas, pero algunos AINE como el piroxicam, tienen una vida media de aproximadamente 24 horas. Las sales de oro (un FARME) que se inyectan por vía intramuscular, tiene una vida media de tres o cuatro meses.

Cuando otros métodos no proporcionan alivio (AINE, modificación del estilo de vida, fármacos antirreumáticos para modificar la enfermedad o inclusive, dosis bajas de corticoesteroides orales), otra opción es inyectar corticoesteroides a una o más de las articulaciones. Estos reducirán de manera importante la inflamación en una o varias de las áreas afectadas del organismo como, por ejemplo, la rodilla o el codo. El alivio durará varios meses, lo que permite romper el ciclo de inflamación y lesión. Quizá este resultado indique que las inyecciones serán de ayuda en el futuro; por otra parte, si no se logra un alivio significativo (si dura muy poco), entonces no le conviene recurrir al tratamiento con inyecciones.

Las personas que padecen osteoartritis con la consecuente inflamación, también pueden beneficiarse de las inyecciones de corticoesteroides ya que, los corticoesteroides tomados, no se consideran adecuados para la osteoartritis. Las inyecciones de corticoesteroides son de ayuda en tendinitis o bursitis aguda o crónica.

Aunque las inyecciones de corticoesteroides en general no producen efectos secundarios graves (son efectos similares a los del tratamiento de reducción de corticoesteroides), no deben emplearse de manera excesiva. De hecho, si se aplican numerosas inyecciones en una misma área del cuerpo, es probable que provoquen daños.

Terapia a largo plazo

El uso de corticoesteroides por períodos prolongados a dosis mayores de 10 miligramos, casi siempre produce efectos secundarios importantes. Pero las personas con artritis reumatoide grave que no experimenta remisión necesitan tomar corticoesteroides a dosis bajas por años para mantener su enfermedad bajo control. La posibilidad de que surjan efectos secundarios es mucho menor al utilizar dosis bajas, pero siempre se observan efectos secundarios en cierto grado.

Se puede emplear un curso de dosis bajas de corticoesteroides junto con un FARME (fármaco antirreumático modificador de la enfermedad), para lograr cierto alivio hasta que el FARME comience a surtir efecto, lo cual suele requerir algunos meses. Si el FARME en realidad es de ayuda, será posible reducir más adelante la dosis de corticoesteroides hasta descontinuarlos por completo. Otra alternativa es que el médico prescriba un corticosteroide en dosis bajas y un FARME de manera conjunta por un período indefinido, en particular si el FARME no funciona como se esperaba.

Para dar tratamiento a largo plazo con corticoesteroides, el médico prescribe una dosis diaria de aproximadamente 5 a 10 miligramos del fármaco. Otro método para personas sometidas a terapia a largo plazo es alternar las dosis ingeridas cada pocos días. Por ejemplo, se toma una dosis alta el primer día y una dosis baja (o ninguna dosis) el segundo día. El efecto antiinflamatorio del fármaco quizá no sea tan eficaz el día en que se toma la dosis baja. Pero si el efecto persiste, el organsimo se beneficiará de contar con un día sin dosis o con dosis baja. La reducción gradual de los tratamientos con dosis bajas puede durar varios meses o años.

Inclusive a dosis bajas, es vital que usted siga completamente las instrucciones del médico al tomar los corticoesteroides. Cualquier cambio improvisado que usted realice en la forma de tomar su medicamento (quizá porque considere que le hará sentir mejor), puede producirle efectos secundarios graves.

Nombres de los corticoesteroides

Existen distintos tipos de corticoesteroides y su médico elegirá el más adecuado para usted. Algunos de los principales corticoesteroides son:

- prednisona
- cortisona
- metilprednisolona
- prednisolona
- triamcinolona

Los corticoesteroides se encuentran disponibles ya sea como marcas comerciales o como formas genéricas más económicas. Se cuenta con presentaciones en cápsulas y tabletas, soluciones inyectables, cremas de uso tópico y jarabes infantiles.

Efectos secundarios de los corticoesteroides

Al emplear dosis bajas de corticoesteroides (7.5 miligramos o menos de prednisona o el equivalente de otros corticoesteroides), es menor el riesgo de que produzcan efectos secundarios. Las dosis intermedias de 7.5 a 20 miligramos al día durante un mes, se asocian con riesgos moderados. Las dosis altas de 20 a 60 miligramos implican un riesgo más alto aún y sólo deben emplearse cuando sea absolutamente necesario. Las dosis sumamente altas (de 100 a 1,000 miligramos al día) se utilizan con muy poca frecuencia y por períodos muy breves.

Los corticoesteroides producen muchos efectos secundarios que van desde los más comunes hasta otros relativamente poco frecuentes. Algunos de los efectos secundarios más frecuentes son los siguientes:

- Aumento de peso por retención de líquido
- Aumento de peso por incremento de la grasa corporal, debido en parte al aumento del apetito
- Cambios de estado de ánimo
- Nerviosismo
- Insomnio
- Facilidad para que le aparezcan moretones (equimosis) .
- Cicatrización lenta de heridas
- Acné
- Cara de luna (cara de apariencia redonda)
- Visión borrosa
- Debilidad en los músculos de brazos o piernas
- Disminución del grosor del pelo o crecimiento excesivo de vello
- Osteoporosis

Los efectos secundarios que se producen con menos frecuencia en personas que utilizan dosis moderadas o altas de corticoesteroides son los siguientes:

- Aumento del nivel de azúcar en sangre
- Presión arterial alta
- Úlcera o irritación estomacal (en general cuando también se toman AINE)
- Estrías de color púrpura o rojizo en la piel
- Aumento del riesgo de infecciones

Algunas personas son más susceptibles a los riesgos, inclusive aunque tomen dosis menores de corticoesteroides que otras y las personas mayores tienen más probabilidad de experimentar estos efectos que las personas jóvenes.

En cierto sentido, se puede considerar que los corticoesteroides provocan dependencia. Si los toma a dosis altas, puede desarrollar dependencia del fármaco, porque las dosis altas ocasionan que las glándulas suprarrenales dejen de fabricar cortisol. Cuando toma corticoesteroides por períodos prolongados, el cuerpo deja de fabricar suficiente cortisol, y esto puede provocar una "crisis suprarrenal", la cual tiene consecuencias potencialmente mortales. Algunas situaciones en las cuales ocurre esto incluyen las siguientes:

- En el curso de un ataque cardíaco o después de una operación
- En el curso de una enfermedad
- En personas inconscientes y que no pueden indicar que están tomando corticoesteroides

Si va a emplear corticoesteroides por períodos prolongados, es conveniente que utilice un brazalete, un collar de alerta médica, o algún otro tipo de identificación médica. Así, si queda inconsciente para comunicarse en el curso de una crisis adrenal, el personal médico que le atienda sabrá que es necesario suministrarle una dosis adicional.

Los corticoesteroides también pueden producir interacciones farmacológicas. Por eso es importante que informe a su médico si está tomando algún otro tipo de medicamentos.

Tomemos como ejemplo el corticosteroide genérico de amplio uso llamado prednisona. Si padece diabetes y está tomando insulina o algún medicamento oral, quizá necesite un aumento de la dosis mientras toma prednisona. Aunque con poca frecuencia, al usar el fármaco inmunosupresor ciclosporina mientras se está tomando prednisona, se incrementa la posibilidad de sufrir convulsiones. La prednisona puede modificar los efectos de otros fármacos que usted consume. Algunos fármacos contraindicados incluyen los siguientes:

- Anfotericina B
- Estrógenos
- Anticonceptivos orales
- Fenobarbital
- Diuréticos fuertes
- Anticoagulantes

FARME

Si padece artritis reumatoide, los medicamentos antiinflamatorios del tipo de los AINE y los corticoesteroides son valiosos porque reprimen la inflamación que puede dañar las articulaciones, pero afectan muy poco el proceso natural de la enfermedad. En otras palabras, no actúan sobre las causas subyacentes. Para lograr este tipo de efectos, los médicos a menudo recurren a un tipo de medicamentos llamados fármacos antirreumáticos modificadores de la enfermedad (FARME), que también se conocen como fármacos remisivos o de acción lenta.

Los FARME se han empleado durante años contra la artritis reumatoide, principalmente como fármacos de "segunda línea". Son fármacos de acción lenta que suelen administrarse a pacientes en quienes un solo medicamento menos potente (como, por ejemplo un AINE) no resulta suficiente.

Sin embargo, en los últimos años los médicos han comenzado a prescribir FARME en las primeras etapas del desarrollo de la artritis reumatoide. Como línea de defensa temprana, el uso agresivo de FARME quizá ayude a hacer más lenta la enfermedad y preserve las articulaciones y otros tejidos contra daños permanentes. Como en general actúan con lentitud (quizá tenga que tomar algún FARME varios meses antes de observar ningún beneficio), casi siempre se emplean junto con un AINE o un corticosteroide. Mientras el AINE o el corticosteroide resuelve los síntomas inmediatos y limita la inflamación existente, el FARME comienza

Interacciones farmacológicas

A menudo, los pacientes emplean diversos medicamentos recetados por distintos médicos, tanto especialistas, como médicos generales y quizá también utilicen fármacos que se adquieren sin receta. Desafortunadamente, la acción de un fármaco puede ser modificada por la acción de otro, ya sea impidiendo el efecto deseado o dando lugar a alguna reacción peligrosa. Inclusive los medicamentos que se adquieren sin receta pueden ocasionar reacciones graves con los fármacos de prescripción.

Por lo tanto, al tomar medicamentos contra la artritis debe indicar al médico todos los medicamentos que utilice, aunque se adquieran sin receta. Lleve consigo todos los medicamentos que esté usando y enséñeselos al médico, para que pueda recetarle la dosis adecuada, tanto de los fármacos de prescripción como de los que se adquieren sin receta. Y de ser necesario, el médico le elaborará un calendario de medicinas. Así podrá consumir los medicamentos necesarios reduciendo al mínimo sus posibles interacciones.

a trabajar sobre la enfermedad en sí y también ejerce cierto efecto limitante de la inflamación y del daño articular.

Otra alternativa de uso de los FARME es prescribirlos de manera combinada. Estudios recientes han demostrado que las personas que responden bien a un FARME (aunque sólo sea en cierto grado), probablemente se benefician si se les agrega otro FARME. Además, se está estudiando el uso simultáneo de tres FARME.

Aparentemente, los FARME realizan su función ejerciendo cierto efecto sobre los sistemas inmunológicos que se hallan fuera de control. Aún no se sabe con precisión cómo "afectan" al sistema inmunológico que ataca al propio organismo que deberían estar protegiendo.

El médico puede prescribirle diversos tipos de FARME; a continuación se mencionan los más comunes:

- hidroxicloroquina
- sales de oro
- sulfasalacina
- minociclina
- penicilamina

Hidroxicloroquina

De los FARME, la hidroxicloroquina tiene reputación de ser la más segura, pues presenta pocos efectos secundarios. Antiguamente se empleaba como tratamiento para el paludismo y el fármaco ha estado disponible en el mercado durante años. Además de la aparente capacidad de la hidroxicloroquina para afectar el funcionamiento de las células inmunitarias, los científicos no comprenden a fondo cómo controla el proceso de la enfermedad.

La hidroxicloroquina se toma a diario a dosis de una a dos tabletas y de hecho, algunas personas pueden tomar las dos tabletas a la vez. Es necesario que transcurran aproximadamente seis semanas para que el medicamento comience a funcionar y, de 12 a 24 semanas, para que aporte todos sus beneficios. Su relativa falta de efectos secundarios hace innecesario someterse a análisis de sangre o visitar al médico con frecuencia.

Los efectos secundarios poco frecuentes de este fármaco son alteraciones estomacales y erupción. La debilidad muscular es otro efecto secundario que raramente se presenta. Otro efecto secundario importante (que también es muy poco frecuente) es daño ocular y la exposición a la luz solar incrementa la posibilidad de que se produzca. Por eso se recomienda que si está tomando hidroxicloroquina, es conveniente que emplee anteojos para el sol y un sombrero de ala ancha al salir al exterior en días soleados. En cualquier caso, es conveniente que un oftalmólogo le examine la vista cada seis a 12 meses tras usar el medicamento por un año, puesto que la hidroxicloroquina suele prescribirse por un año o más. Cuando el FARME no produce efectos eficaces por sí solo, es posible prescribir otro para aumentar sus beneficios.

Oro (sales de oro)

El oro es un tratamiento farmacéutico muy potente que requiere de supervisión médica continua porque puede producir ciertos efectos secundarios peligrosos. El oro (en realidad se emplea una sal de oro y no el oro metálico que se utiliza en joyería) generalmente se emplea sólo para tratar la artritis reumatoide. Un porcentaje significativo de las personas que toman oro cuando la artritis comienza a desarrollarse (aproximadamente el 60%) logran buenos resultados.

Al iniciar una terapia con oro, el médico comenzará administrándole una dosis de prueba del fármaco. Si usted no presenta una reacción adversa, se iniciará generalmente una terapia semanal con oro. Se usa una dosis baja al principio, y se incrementa gradualmente hasta alcanzar la dosis completa. Se continúa tomando la dosis completa una vez por semana aproximadamente por cinco meses y, de ser necesario, el médico efectuará ajustes. Quizá se deba descansar un mes sin tomar el medicamento.

El oro se administra de dos maneras: como inyección intramuscular o en forma de cápsula. Usted y su médico decidirán cuál método es mejor para su caso.

La creencia de que las inyecciones producen resultados positivos con mayor frecuencia se contrarresta parcialmente por la inconveniencia de asistir al consultorio médico y por la incomodidad del procedimiento. Además, es necesario someterse a análisis de sangre y de orina como parte del procedimiento.

El oro en forma de cápsulas se administra a dosis diarias de una o dos cápsulas. Además de evitar la incomodidad de la inyección semanal, requiere menos frecuentemente de análisis de sangre y orina, quizá tan sólo una vez al mes. Como cualquier fármaco potente de prescripción, no se debe modificar la dosis a menos que el médico lo indique.

La terapia con oro se asocia con tres efectos secundarios importantes:

* Daño renal
* Daños a la médula ósea
* Erupciones

Los efectos secundarios pueden ser sumamente graves y por ello es necesario que el paciente se someta a análisis de sangre y orina en forma regular. Afortunadamente, dichos efectos suelen ser leves y desaparecen cuando se descontinúa la terapia con oro. El oro por vía oral también produce diarrea en ciertas personas.

Sulfasalacina

La sulfasalacina es tan eficaz como la hidroxicloroquina.

Este medicamento probablemente se conozca más como tratamiento eficaz para enfermedades inflamatorias intestinales. Su capacidad para reducir la inflamación parece deberse, cuando menos en parte, al efecto antibacteriano que ejerce sobre las bacterias intestinales.

Hace varios años los médicos observaron una mejoría en los síntomas artríticos en personas que padecían artritis reumatoide y que tomaban el medicamento para enfermedades intestinales. Esta observación confirmó informes anteriores realizados en Suecia. En la actualidad, el fármaco se emplea de manera amplia para tratar ambas afecciones.

Si su médico le prescribe sulfasalacina, probablemente comience con dos o tres dosis diarias de tabletas de 500 miligramos que aumentarán hasta seis dosis en caso necesario y si no presenta efectos secundarios molestos.

No espere un alivio inmediato, pues los posibles beneficios quizá no se observen por más de tres meses.

Su médico le ordenará análisis sanguíneos periódicos para vigilar el efecto del medicamento sobre sus células sanguíneas. Las alteraciones son poco frecuentes: algunas personas experimentan malestar estomacal que, generalmente, se elimina reduciendo la dosis, o tomando tabletas de acción retardada (con capa entérica).

Si es alérgico a las sulfas, no debe tomar sulfasalacina, pues es un derivado de las sulfas y puede provocarle alguna reacción alérgica como, por ejemplo, erupción, asma (respiración sibilante), escozor, fiebre o ictericia.

Minociclina

La minociclina es un antibiótico que reduce la inflamación, la sensibilidad y el dolor pero, igual que otros FARME, es de acción lenta y tarda varias semanas o inclusive meses para producir efecto. Tiene acción antibacteriana y funciona reduciendo la acción de las enzimas (metaloproteinasas) que aparentemente contribuyen a la inflamación de las articulaciones artríticas. Probablemente, el médico le prescriba una dosis de 100 miligramos dos veces al día.

Como ocurre con cualquier antibiótico, este medicamento puede producir un desarrollo excesivo de gérmenes no susceptibles. Quizá usted experimente diarrea o infecciones de las membranas mucosas bucales o genitales, sienta malestar estomacal, o presente alguna erupción.

Penicilamina

Igual que otros FARME, la penicilamina reduce la inflamación, pero es necesario tener paciencia, pues quizá se requieran varios meses para que se observe su efecto completo. No obstante, sus efectos benéficos probablemente duren más y persistan varias semanas o meses después de que se deja de tomar el fármaco.

Su médico le prescribirá una dosis diaria de 250 miligramos, que puede tomarse en una sola tableta, o en dos tabletas de 125 miligramos. Transcurrido un mes con este programa, la dosis se aumenta en forma gradual en el curso de varios meses, hasta un máximo de 1, 000 miligramos al día, dependiendo de las necesidades del paciente y de su capacidad para afrontar los efectos secundarios potenciales.

Los efectos secundarios de la penicilamina son similares a los de las inyecciones de oro, aunque pueden ser más graves, e incluyen erupción, problemas renales, anemia y debilidad muscular. Su médico verificará la presencia de efectos secundarios cada dos a cuatro semanas.

Comenzando con dosis bajas e incrementándolas con lentitud, se reduce la frecuencia de efectos secundarios, aunque éstos no se eliminan. Debido a la incidencia relativamente alta de reacciones adversas graves a este fármaco, su uso en los últimos años ha disminuido.

Inhibidores específicos de la enzima ciclooxigenasa-2

Los inhibidores COX-2 son semejantes a los fármacos antiinflamatorios no esteroides (AINE) que se emplean ampliamente para el tratamiento de la artritis. Tanto los AINE como los inhibidores COX-2, que han sido estudiados y de reciente aparición en el mercado, fueron diseñados para suprimir la enzima llamada ciclooxigenasa, o COX, la cual desencadena la inflamación articular y el dolor.

Los AINE trabajan contra dos versiones de enzima COX presentes en el cuerpo: la COX-1 y la COX-2. Sin embargo, los expertos creen actualmente que es probable que los AINE ocasionen problemas estomacales, renales e intestinales, entre otros porque suprimen a la COX-1, la enzima que protege el recubrimiento estomacal. Los inhibidores COX-2 trabajan específicamente suprimiendo únicamente a la COX-2, enzima que participa en el proceso inflamatorio.

Estas nuevas «sustancias para combatir la inflamación» y aliviar el dolor parecen prometedoras para controlar el dolor con pocos efectos secundarios. Los medicamentos COX-2 salieron a la venta después de que los investigadores llevaron a cabo amplios estudios para determinar si provocan algún tipo de reacción adversa inesperada.

Es importante ser consciente de que algunos de estos medicamentos son recomendables únicamente para personas con osteoartritis y otros solamente para quienes padecen artritis reumatoide.

Inmunosupresores

Como la artritis reumatoide es una enfermedad autoinmune, parece lógico utilizar medicamentos que de alguna manera "controlen" al sistema inmunológico que funciona mal. Eso es exactamente lo que hacen los fármacos inmunosupresores, aunque no se comprende con precisión su mecanismo. Además, algunos de ellos son "citotóxicos", lo que significa que atacan y eliminan a las células asociadas con la enfermedad. Algunos médicos clasifican a estos fármacos también como FARME.

Efectos secundarios y alergias

El término "efecto secundario" significa simplemente el resultado de tomar un medicamento (o de recibir algún otro tratamiento médico) que es adicional al efecto primario y deseable. En general, se refiere a algún efecto indeseable y posiblemente peligroso.

Muchos medicamentos contra la artritis reumatoide tienen un alto potencial de producir efectos secundarios graves, incluyendo los corticoesteroides, AINE, FARME e inmunosupresores.

Entre los posibles efectos secundarios se encuentran las alergias medicamentosas. Estas alergias no deben confundirse con una reacción adversa al fármaco y constituyen una respuesta defectuosa del sistema inmunológico ante el medicamento, del mismo modo que algunas personas presentan reacción alérgica a los cacahuates o al polen de las plantas. Las alergias medicamentosas se manifiestan como reacciones leves (erupción o urticaria) sumamente graves (como, por ejemplo, una reacción anafiláctica), o de tipo intermedio.

En la presente obra la discusión de los efectos secundarios se limita a los más importantes y no es de tipo completo. Su médico podrá proporcionarle información adicional sobre los efectos primarios y secundarios de los medicamentos que le prescriba.

Las personas con artritis reumatoide emplean diversos tipos de fármacos inmunosupresores. A continuación se incluyen algunos nombres genéricos y marcas comerciales más usadas.

- metotrexato
- azatioprina
- ciclosporina
- ciclofosfamida
- leflunomida

Aunque el metotrexato se considera en ocasiones como FARME, aparece con más frecuencia en las listas de medicamentos inmunosupresores.

Igual que la mayoría de los FARME, los inmunosupresores producen efectos secundarios importantes y potencialmente peligrosos, por lo cual conviene reservarlos para personas con problemas graves por artritis reumatoide. Estos medicamentos provocan anemia y aumentan el riesgo de que el enfermo sufra infecciones, porque reducen la capacidad del cuerpo para producir células sanguíneas además de suprimir a las células que tienen actividad para luchar contra las infecciones. Algunos inclusive provocan cáncer, y muchos ocasionan problemas hepáticos y renales. Todos ellos deben ser evitados por las mujeres que desean embarazarse.

Metotrexato

El metotrexato es un fármaco citotóxico: eso significa que realiza sus funciones afectando a las células que producen parte del dolor, inflamación y daños que la artritis reumatoide ocasiona. De hecho, amortigua el sistema inmunológico, reduciendo la inflamación. También hace más lento el crecimiento de las células de la membrana sinovial que recubre a la articulación.

El metotrexato ha estado disponible por décadas como terapia contra la psoriasis y el cáncer. Fue aprobado recientemente para pacientes con artritis reumatoide, y debe emplearse exactamente como el médico indique. El metotrexato se toma por vía oral en forma de tabletas o líquido y también en forma inyectable. Algunos médicos recetan tres dosis cada 12 horas una vez por semana mientras que otros prescriben una dosis única una vez por semana.

En ciertos casos no es conveniente emplear metotrexato, por lo cual su médico debe estar al tanto de lo siguiente:

- Si está embarazada o planea embarazarse
- Si está amamantando
- Si tiene problemas médicos, como enfermedad hepática o renal
- Si es alérgica a medicamentos
- Si está tomando medicamentos o suplementos de cualquier tipo, ya sean de prescripción o sin receta

- Si está frecuentemente expuesta a personas que padezcan catarros y otras infecciones
- Si ha sido tratada con rayos X o fármacos anticancerígenos
- Si consume alcohol

Los efectos secundarios varían de un individuo a otro y, a continuación, se mencionan algunos de ellos:

- Náusea o dolor estomacal
- Diarrea
- Pérdida del apetito
- Caída del cabello
- Úlceras o llagas en la boca
- Erupciones
- Inflamación pulmonar
- Insuficiencia hepática
- Anemia

Los fármacos citotóxicos como el metotrexato también inhiben el potencial de lucha de los leucocitos, inhiben a las plaquetas (como resultado, la persona presenta hematomas o sangra más fácilmente) y reducen los eritrocitos (lo que provoca fatiga). Si observa éstos o cualquier otro tipo de efectos secundarios, póngase en contacto con su médico.

Si el médico le prescribe metotrexato, deberá someterse a análisis de sangre en forma regular, pues esta prueba ayudará a asegurar que el fármaco no produzca cambios indeseables en el hígado y en la médula ósea. Los análisis de sangre y las visitas al médico permitirán controlar cualquier efecto secundario de manera oportuna.

Azatioprina

La azatioprina es un fármaco que se emplea con frecuencia para ayudar al cuerpo a aceptar trasplantes cardíacos y renales, que de lo contrario serían atacados por el sistema inmunológico. Mantiene bajo control a los leucocitos ayudando a controlar los efectos autoinmunes que forman parte de la artritis reumatoide. Por supuesto, esto también implica que debilita la capacidad del cuerpo para luchar contra las infecciones.

Algunos otros efectos secundarios notables del fármaco incluyen los siguientes:

- Incomodidad gastrointestinal (ardor, náusea, vómito)
- Hemorragias y hematomas (equimosis) con mayor frecuencia de lo normal
- Cansancio excesivo
- Pérdida del apetito
- Fiebre y escalofrío

Como con los otros fármacos, el médico supervisará su progreso mientras tome azatioprina, y le solicitará análisis sanguíneos cada pocas semanas. Es probable que tenga que tomar el medicamento por un

Quizá los genes constituyan la clave de las reacciones a los fármacos

Muchas personas que padecen artritis reumatoide han logrado buenos resultados con tratamientos a base de fármacos inmunosupresores, como la azatioprina. Sin embargo, en algunas personas este fármaco produce reacciones tóxicas que pueden poner en peligro la vida. Los médicos de la Clínica Mayo han descubierto un gen llamado tiopurin metiltransferasa (TPMT), que permite predecir qué personas corren mayor riesgo de presentar este tipo de reacciones.

Los investigadores encontraron que los genes TMPT de ciertas personas presentan mutaciones que aparentemente no provocan problemas en sí. Sin embargo, las personas con estos genes mutantes presentan reacciones graves a la azatioprina. Determinando si los pacientes presentan esta mutación, los médicos podrán saber en qué casos pueden prescribir de manera segura este fármaco.

tiempo prolongado. La dosis dependerá de su peso y el medicamento deberá tomarse con los alimentos.

Es particularmente importante evitar el uso de azatioprina de manera simultánea con el fármaco contra la gota llamado alopurinol. Esta combinación produce efectos tóxicos en el organismo y, en caso de que se use, se requerirá una dosificación especial y supervisión cercana. Además, si padece afecciones hepáticas o renales, no es recomendable que emplee azatioprina.

Ciclosporina

Con mayor frecuencia, la ciclosporina se emplea como medicamento para personas sometidas a trasplantes de órganos. Es de utilidad porque ayuda a evitar que el sistema inmunológico rechace el órgano recién trasplantado. Este fármaco también actúa suprimiendo algunas células que desempeñan un papel en la inflamación que se asocia con la artritis reumatoide y suele reservarse para aquellos pacientes que no respondan a otros FARME de uso más común, como metotrexato, hidroxicloroquina y otros.

La dosificación (de 200 a 400 mg al día en una o dos dosis) depende del peso de la persona. Es importante tomar el medicamento a la misma hora diariamente, aunque no importa que se tome con o sin alimentos. La dosis se controla a través de niveles sanguíneos.

Aunque la ciclosporina no suele provocar problemas en la médula ósea (a diferencia de otros inmunosupresores y FARME como el oro) sí ocasiona efectos secundarios como los siguientes:

- Insuficiencia renal
- Temblores musculares

- Presión arterial alta
- Hirsutismo (crecimiento excesivo del vello)
- Crecimiento excesivo de las encías

Por el potencial de la ciclosporina para ocasionar daños renales, será necesario que se someta a análisis de sangre. La frecuencia de los mismos depende de factores como su respuesta al medicamento y que padezca problemas cardíacos o renales previos.

Hay varias contraindicaciones y advertencias que hacen cuestionable el uso de la ciclosporina:

- Sensibilidad al aceite de castor (si utiliza el fármaco en forma inyectable)
- Enfermedad renal o hepática
- Hipertensión
- Alguna infección presente

Ciclofosfamida

Los médicos emplean la ciclofosfamida sólo para casos muy graves como, por ejemplo, cuando la artritis reumatoide afecta a otros tejidos y, en particular, si provoca inflamación de los vasos sanguíneos.

Este medicamento de alta potencia mata a las células dañando su información genética. En particular, mata a los linfocitos que forman parte de la enfermedad autoinmune. Desafortunadamente, el fármaco no puede diferenciar entre las células que forman parte del proceso de la enfermedad y otras células que llevan a cabo funciones saludables, por lo cual puede dañar a las células de la médula ósea, del estómago y de los intestinos.

Absorción de los fármacos

La absorción de un medicamento por el organismo puede modificarse de distintas maneras.

Cuando se toma el fármaco con los alimentos o un antiácido, su absorción puede ser más lenta o verse impedida, al mismo tiempo que se protege al estómago de los posibles efectos secundarios. De hecho, algunos medicamentos contra la artritis (como los corticoesteroides) se prescriben para ser tomados con los alimentos. Los AINE también deben tomarse con los alimentos, con una bebida o un antiácido. Sin embargo, otros fármacos como los FARME minociclina y penicilamina, deben tomarse con el estómago vacío.

La absorción del medicamento también se retrasa cuando su presentación son tabletas con capa entérica. Dicho recubrimiento evita la absorción hasta que el medicamento llega al intestino delgado, para prevenir posibles problemas de irritación estomacal.

Sus efectos secundarios incluyen los siguientes:
- Recuento bajo de células sanguíneas
- Aumento de infecciones
- Hemorragia de la vejiga
- Cáncer de vejiga y otros cánceres
- Caída del cabello
- Aumento del riesgo de sufrir ciertos cánceres, en particular

cuando se toma por períodos prolongados

Dado el potencial de la ciclofosfamida para producir efectos secundarios graves, el médico lo someterá a vigilancia estricta si le receta este fármaco: deberá someterse a análisis de sangre a intervalos regulares, cada dos o tres semanas; y notificar a su médico si presenta problemas como hemorragias, hematomas o fatiga.

Este medicamento se toma en forma de tabletas con el desayuno y, mientras se utiliza, es conveniente beber suficientes líquidos. Recuerde orinar antes de irse a dormir. Estos pasos ayudarán a proteger su vejiga contra posibles daños.

Si padece alguna infección activa, o enfermedad hepática o renal, notifíquelo a su médico, ya que esto afectará su capacidad para tomar este medicamento.

Medicamentos para el alivio del dolor (analgésicos)

Si la artritis provoca dolor, el enfermo naturalmente deseará un alivio de los síntomas tan pronto como sea posible. Los analgésicos ayudan a proporcionar ese alivio, pero algunos de ellos provocan efectos secundarios graves, incluyendo adicción. Como ocurre con cualquier otra medicina, el cuerpo tiende a desarrollar tolerancia ante los analgésicos, de modo que al tomarlos por períodos prolongados, pierden su eficacia. Además, como enmascaran el dolor, quizá piense que puede realizar más actividad de la conveniente, lo que le provocará daños o lesiones adicionales.

Los dos analgésicos no adictivos más conocidos son la aspirina y el acetaminofeno. La aspirina, como se explicó con anterioridad en este capítulo, también es un AINE y por lo tanto provoca irritación estomacal en ciertas personas. El acetaminofeno es un analgésico no adictivo que se adquiere sin receta y no es un AINE. Tiene menos probabilidad que la aspirina y otros AINE de irritar el estómago, pero ejerce poco efecto sobre la inflamación. Sin embargo, algunas personas con artritis encuentran que el acetaminofeno les alivia la incomodidad casi tan eficazmente como un AINE.

En caso necesario, puede emplear algún AINE junto con acetaminofeno por un período breve. Pero recuerde no tomar más de la dosis recomendada de acetaminofeno, porque puede ocasionarle problemas hepáticos, en particular, si consume tres o más bebidas alcohólicas a diario.

Un analgésico recientemente desarrollado que no es AINE ni narcótico, es el tramadol, y es eficaz para el alivio del dolor en muchas personas, mientras que a otras les provoca náusea.

La mayoría de los analgésicos restantes son narcóticos y pueden causar adicción, por lo que no es recomendable emplearlos para tratar la artritis. Los más fuertes se derivan del opio y se fabrican sintéticamente para proporcionarles las características similares a las del opio. Desafortunadamente, las personas con mayor probabilidad de desarrollar adicción a los analgésicos narcóticos son quienes padecen de dolor crónico.

Los analgésicos narcóticos incluyen los siguientes:
- codeína
- hidrocodona
- meperidina
- oxicodona
- propoxifeno

Sustancias tópicas para el alivio del dolor

Las sustancias tópicas para el alivio del dolor son cremas, lociones, geles o aerosoles que se frotan sobre la piel, se adquieren sin receta, y alivian temporalmente algunos tipos de dolor artrítico.

Las sustancias tópicas para el alivio del dolor trabajan de distintas maneras; algunas contienen irritantes como mentol o aceite de pirola, los cuales producen una sensación de alivio. Otros contienen salicilatos, los mismos ingredientes que proporcionan a la aspirina su calidad de alivio del dolor. Los productos con salicilatos pueden realmente reducir la inflamación muscular y articular, además de aliviar el dolor porque son absorbidos a través de la piel.

La capsaicina es una crema que se fabrica a partir de las semillas de chile, y es más eficaz para las articulaciones artríticas cercanas a la superficie cutánea, como las de dedos, rodillas y codos. La capsaicina trabaja agotando en las neuronas un producto químico llamado "sustancia P", el cual es importante para enviar mensajes de dolor. El medicamento se frota periódicamente sobre la piel, en general tres o cuatro veces al día. Inicialmente, se percibe una sensación de ardor en el sitio en donde se aplica la crema y se requieren de una a dos semanas para comenzar a sentir un alivio significativo del dolor.

Al emplear sustancias tópicas para el alivio de dolor, asegúrese de no frotarse los ojos ni tocárselos hasta haberse lavado las manos a la perfección. No deben emplearse sobre piel irritada o con heridas, ni combinados con cojín térmico o vendas. Si es alérgico a la aspirina o toma alguna sustancia anticoagulante, pregunte a su médico si puede usar medicamentos tópicos que contengan salicilatos.

Fármacos antidepresivos

Vivir con artritis puede producir depresión en ciertas personas. En estudios realizados entre pacientes con diversas enfermedades crónicas, incluyendo artritis, se encontró que uno de cada cinco informaba sentirse deprimido. Las personas que experimentan más dolor e incapacidad o que experimentan ataques de dolor de tipo impredecible, de manera lógica suelen sentirse más desalentadas o deprimidas.

Si padecer artritis le provoca sentimientos de depresión, quizá su médico le prescriba algún fármaco antidepresivo. Estos fármacos de prescripción ayudan a tratar la depresión y el insomnio que suelen acompañar al dolor crónico. Como tienen algunos efectos secundarios y quizá no funcionen tan bien en todas las personas, el médico probará varios de ellos hasta encontrar el que funcione mejor para el paciente.

Los antidepresivos tricíclicos son los más usados en personas con artritis e incluyen los siguientes:
- amitriptilina
- desipramina

Comparación de los analgésicos y los antiinflamatorios

Aunque en ocasiones un fármaco analgésico también tiene actividad antiinflamatoria (de manera específica la aspirina y otros AINE), estas dos funciones son diferentes.

Los analgésicos alivian el dolor. Los analgésicos narcóticos sólo pueden adquirirse con receta y, en general, se reservan para el alivio del dolor grave, pues muchos de ellos son potencialmente adictivos. Los analgésicos no narcóticos (como los AINE, la aspirina y el acetaminofeno) se emplean para dolores leves.

Los fármacos antiinflamatorios (la aspirina y sus variantes y los corticoesteroides) se emplean en casos de artritis reumatoide para reducir la inflamación que puede provocar daños permanentes a las articulaciones. La inflamación incrementa el flujo sanguíneo, lo que a su vez ocasiona hinchazón, enrojecimiento, dolor y sensación de calor.

* imipramina
* nortriptilina

Si los antidepresivos tricíclicos no resultan eficaces, el médico prescribirá otro tipo de antidepresivos, como los siguientes:

* trazodona
* maprotilina
* fenelcina
* sertralina

Aunque la persona no padezca depresión, los antidepresivos alivian el dolor y mejoran la calidad del sueño. Prescritos a dosis bajas y tomados al acostarse, le ayudarán a dormir mejor y a sentir menos dolor.

Los antidepresivos no son adictivos, de modo que pueden emplearse por períodos prolongados. Sus posibles efectos secundarios incluyen sedación, estreñimiento, dificultad para orinar, aumento de peso, visión borrosa y boca seca. Si usted siente la boca seca al recibir tratamiento con algún antidepresivo, pida a su médico que le recete otro que no le provoque este efecto.

Relajantes musculares

Como su nombre indica, los relajantes musculares del tipo de la ciclobenzaprina o el carisoprodol relajan los músculos y se emplean con frecuencia para tratar espasmos musculares asociados con lesiones de músculos, huesos y articulaciones. Los relajantes musculares son de ayuda en personas con fibromialgia; sin embargo, no se ha comprobado su utilidad en otros tipos de artritis y, al igual que los tranquilizantes, conviene evitarlos.

Tranquilizantes

Inclusive a dosis bajas, los tranquilizantes como diacepam, alprazolam y clordiacepóxido, son adictivos cuando se toman por períodos prolongados. Además, estos fármacos depresores son sumamente peligrosos al consumirlos con alcohol.

Como los tranquilizantes no son eficaces para el tratamiento de la artritis y, en realidad, pueden ocasionar depresión, no es recomendable tomarlos para aliviar los síntomas de la artritis.

Inyecciones de hialuronato

El dolor producido por osteoartritis de la rodilla puede aliviarse mediante la inyección de un compuesto que contenga hialuronato, un lubricante natural que se encuentra en el líquido articular normal. Disponible bajo distintos nombres comerciales, se cree que el hialuronato proporciona la lubricación y el amortiguamiento que faltan en las rodillas artríticas. Los datos disponibles sugieren que las inyecciones de hialuronato administradas semanalmente durante tres a cinco semanas proporcionan hasta seis meses de alivio del dolor.

Guía de medicamentos contra la artritis

AINE

Nombres genéricos
aspirina
naproxeno, de liberación controlada
diclofenaco sódico
diclofenaco sódico y misoprostol
etodolac
fenoprofeno
flurbiprofeno
ibuprofeno
indometacina
ketoprofeno
nabumetona
naproxeno sódico
trisalicilato de colín magnesio
salicilato de colina
salsalato
diflunisal
oxaprozina
piroxicam
sulindac

Posibles efectos secundarios: Dolor de cabeza leve, sensación de ligereza en la cabeza, somnolencia, mareo, agruras, irritación estomacal, úlcera gástrica y hemorragia, disminución del funcionamiento renal, zumbidos en los oídos, retención de líquidos. *Precauciones y recomendaciones:* Informe a su médico si usted es sensible a la aspirina o a medicamentos similares; si padece enfermedades renales, hepáticas o cardíacas, si tiene presión arterial alta, úlcera péptica o asma; o si emplea anticoagulantes.

Corticoesteroides

Nombres genéricos

cortisona
metilprednisolona
prednisolona
prednisona
triamcinolona

Posibles efectos secundarios: Aumento de peso por retención de agua o incremento de la grasa corporal, cambios del estado de ánimo, nerviosismo e insomnio. Las personas que toman dosis moderadas o altas pueden experimentar aumento de los niveles de azúcar en sangre, presión arterial alta, úlcera o irritación estomacal (en general cuando se toman simultáneamente con AINE) y estrías de color purpúreo o rojizo.
Precauciones y recomendaciones: Estas sustancias pueden producir dependencia porque las glándulas suprarrenales dejan de fabricar cortisol, lo que da lugar a una afección potencialmente peligrosa llamada crisis adrenal. Si emplea corticoesteroides por períodos prolongados, utilice un brazalete o collar de alerta médico. Pueden producirse interacciones farmacológicas, de modo que, asegúrese de informar al médico de otros medicamentos que emplee.

FARME

Nombres genéricos

hidroxicloroquina

Posibles efectos secundarios: Los efectos secundarios poco frecuentes incluyen daño ocular, trastorno estomacal y debilidad muscular
Precauciones y recomendaciones: Cuando use este fármaco, es recomendable que utilice anteojos para el sol o un sombrero de ala ancha para evitar asolearse. Sométase a un examen visual cada seis a 12 meses tras haber usado el fármaco por un año

oro

Posibles efectos secundarios: Daños renales, daños a la médula ósea, erupciones
Precauciones y recomendaciones: Informe a su médico si padece enfermedades renales o hepáticas, anormalidades de la células sanguíneas o enfermedad intestinal inflamatoria o si ha sufrido alguna reacción negativa a este fármaco en el pasado

sulfasalacina

Posibles efectos secundarios: Náusea, malestar estomacal, pérdida del apetito, vómito, dolor de cabeza, comezón o erupción, fiebre, anemia
Precauciones y recomendaciones: Informe a su médico si es sensible a las sulfas o la aspirina; si padece enfermedad hepática, renal o sanguínea, o si padece asma bronquial

minociclina

Posibles efectos secundarios: Náusea, erupción, mareo, dolor de cabeza, infecciones vaginales, anemia, pérdida del apetito, diarrea
Precauciones y recomendaciones: Consulte a su médico antes de tomar este fármaco simultáneamente con antiácidos, anticoagulantes, preparaciones con hierro, anticonceptivos orales o penicilina. Si está embarazada o planea embarazarse, informe a su médico antes de tomar este fármaco

penicilamina

Posibles efectos secundarios: Náusea, dolor estomacal, diarrea, erupción o comezón, dolor articular, fiebre, llagas bucales, hemorragia o hematomas, disminución del apetito y del sentido del gusto
Precauciones y recomendaciones: Informe a su médico si es alérgico a la penicilina o padece alguna enfermedad sanguínea o renal

Inhibidores específicos de la enzima ciclooxigenasa-2

Nombres genéricos

celecoxib
rofecoxib

Posibles efectos secundarios: Cefalea, estreñimiento y náuseas
Precauciones y recomendaciones: Su venta requiere receta médica

Inmunosupresores

Nombres genéricos

azatioprina

Posibles efectos secundarios: Disminución de la capacidad para luchar contra las infecciones, malestar gastrointestinal, sangrado y hematomas fáciles, fatiga, pérdida del apetito, fiebre y escalofríos
Precauciones y recomendaciones: Evite tomar este fármaco si padece alguna enfermedad hepática o renal. No lo tome simultáneamente con el fármaco para la gota alopurinol

ciclofosfamida

Posibles efectos secundarios: Recuento bajo de células sanguíneas, aumento de infecciones, hemorragia de la vejiga, caída del cabello, aumento del riesgo de ciertos cánceres (cuando se toma por períodos prolongados), daños a la médula ósea, el estómago o el intestino
Precauciones y recomendaciones: Las infecciones activas o las enfermedades hepáticas o renales pueden afectar su capacidad para tomar el medicamento

ciclosporina

Posibles efectos secundarios: Daños renales o insuficiencia renal, temblores musculares, crecimiento excesivo de vello (hirsutismo), crecimiento excesivo de las encías
Precauciones y recomendaciones: Informe a su médico si está embarazada o planea embarazarse, si padece alguna enfermedad renal o hepática, hipertensión, si presenta alguna infección o si es sensible al aceite de castor. Pueden producirse interacciones con muchos otros fármacos. Evite recibir vacunas o inmunizaciones mientras está tomando este fármaco

metotrexato

Posibles efectos secundarios: Náusea o dolor estomacal, diarrea, pérdida del apetito, caída del cabello, úlceras o llagas bucales, erupción, hematomas o sangrado fácil, fatiga
Precauciones y recomendaciones: Informe a su médico si está embarazada, amamantando, padece una enfermedad renal o hepática, si es alérgico a medicamentos, tiene contacto frecuente con personas con infecciones, ha sido sometido a rayos X o fármacos anticancerígenos, o ha ingerido alcohol. Informe a su médico de cualquier medicamento o suplemento que utilice, tanto de prescripción como sin receta

leflunomida

Posibles efectos secundarios: Diarrea, caída temporal del cabello, erupción, presión arterial alta o problemas hepáticos
Precauciones y recomendaciones: No se recomienda para niños, mujeres que puedan quedar embarazadas u hombres que potencialmente puedan ser padres después de transcurrido cierto período de haber sido tratados con leflunomida

Sustancias para el alivio del dolor (analgésicos)

Nombres genéricos

meperidina

Posibles efectos secundarios: Estreñimiento, vómito, náusea, sensación de ligereza en la cabeza, mareo, sedación, sudoración
Precauciones y recomendaciones: El uso de este fármaco provoca adicción. Notifique a su médico si padece problemas renales o hepáticos graves, hipotiroidismo, enfermedad de Addison, lesiones en la cabeza, si tiene latidos cardíacos irregulares o si ha experimentado convulsiones alguna vez

oxicodona

Posibles efectos secundarios: Vómito, náusea, sensación de ligereza en la cabeza, mareo, sedación
Precauciones y recomendaciones: Informe a su médico si ha padecido alguna lesión en la cabeza; si tiene problemas estomacales, padece enfermedad renal, hepática

o tiroidea, enfermedad de Addison, aumento de tamaño de la próstata, o si tiene problemas de uso de drogas o alcohol. Este medicamento no debe tomarse de manera simultánea con alcohol

propoxifeno

Posibles efectos secundarios: Vómito, náusea, sensación de ligereza en la cabeza, mareo, somnolencia, sedación
Precauciones y recomendaciones: Informe a su médico si ha experimentado alguna depresión grave, si está empleando antidepresivos o tranquilizantes, si padece algún problema renal o hepático, o si está embarazada o planea embarazarse

tramadol

Posibles efectos secundarios: Malestar estomacal, náusea, estreñimiento, somnolencia; ocasionalmente, mareo
Precauciones y recomendaciones: Informe a su médico de cualquier otro medicamento que esté tomando, porque este fármaco puede provocar convulsiones, en particular en personas que toman otros medicamentos

codeína

Posibles efectos secundarios: Estreñimiento, impactación fecal, depresión
Precauciones y recomendaciones: Informe a su médico si está estreñido. Además, recuerde que este narcótico provoca adicción

hidrocodona

Posibles efectos secundarios: Sensación de ligereza en la cabeza, mareo, sedación, náusea, vómito
Precauciones y recomendaciones: Informe a su médico si presenta estreñimiento. Además, recuerde que este narcótico provoca adicción

Continuamente se desarrollan y se lanzan al mercado nuevos medicamentos contra la artritis. Para obtener la información más reciente sobre nuevos medicamentos contra esta enfermedad, puede consultar la página electrónica *Mayo Clinic Health Oasis* en **http://www.mayohealth.org**

La Clínica Mayo no patrocina a ninguna compañía o producto. La lista de esta Guía de Medicamentos para la Artritis está incompleta y no incluye todos los medicamentos disponibles, ni los efectos secundarios por el uso de los mismos o las precauciones para su uso. Es probable que existan otras opciones de medicamentos.

Esta información es un complemento de las indicaciones que reciba de su médico personal, a quien debe consultar para recibir tratamiento individualizado para sus problemas de salud.

Capítulo 8

Tratamientos quirúrgicos

Si el dolor articular le impide llevar una vida normal, quizá una intervención quirúrgica sea la única manera de que vuelva a tener una vida relativamente normal. Tal vez su médico le recomiende algún tipo de operación de las articulaciones si otros tratamientos, como medicamentos, fisioterapia y pérdida de peso, no alivian los síntomas de su artritis. Los cirujanos emplean diversos procedimientos para aliviar el dolor, hacer más lento o evitar el daño a los cartílagos y restaurar la movilidad y la estabilidad.

Como las operaciones de las articulaciones plantean ciertos riesgos, usted necesita hablar con su médico antes de decidir si ésta es la mejor opción para su caso. La fuerza de los huesos y de los ligamentos que soportan las articulaciones, la edad, el peso y la capacidad para participar en la rehabilitación afectan, en conjunto, el resultado de la operación. También es importante comprender y aceptar las limitaciones que ésta pueda imponer.

Cómo elegir al cirujano

Cuando sea conveniente, su médico personal puede ayudarlo a solicitar una consulta con un cirujano. En general, le recomendará un cirujano ortopedista que tenga amplia experiencia en procedimientos articulares. Los cirujanos ortopedistas llevan a cabo operaciones de articulaciones, músculos y huesos.

Los cirujanos ortopedistas certificados cuentan con amplio entrenamiento y experiencia, y algunos continúan su capacitación y se especializan en el tratamiento de determinadas articulaciones.

Es importante que usted confíe en el cirujano que elija. Un cirujano experto podrá responder a sus preguntas sobre la manera en que se llevará a cabo el procedimiento, los riesgos y beneficios asociados con él y qué esperar en el curso de la recuperación.

Dados los riesgos potenciales y el costo de la operación, es aconsejable que pida una segunda opinión antes de someterse a la cirugía. Usted o su médico personal pueden iniciar este proceso y no sienta que tiene que llevarlo a cabo en secreto.

Tipos más comunes de intervenciones quirúrgicas de articulaciones

Existen diversos tipos de procedimientos quirúrgicos para tratar las articulaciones afectadas por la artritis y, dependiendo de su edad, estado de salud, tipo de artritis y sus problemas articulares específicos, el cirujano le recomendará uno o más de los siguientes procedimientos.

Desbridamiento artroscópico

Los cirujanos emplean este procedimiento para retirar fragmentos sueltos de hueso, cartílago o membrana sinovial, que provocan dolor articular, con mayor frecuencia en las rodillas. Durante el procedimiento, el cirujano efectúa una pequeña incisión e inserta un artroscopio. Este dispositivo es un tubo delgado a través del cual se observan y succionan los fragmentos de tejido. En algunos casos, el cirujano inserta otros instrumentos quirúrgicos efectuando pequeñas incisiones adicionales. Este tipo de procedimiento, con frecuencia, es de ayuda para las personas con osteoartritis.

Sinovectomía

El objetivo de este procedimiento es retirar parte del tejido sinovial inflamado que recubre a las articulaciones afectadas por artritis inflamatoria, en especial artritis reumatoide. Al retirar el tejido se reduce el dolor y la inflamación y se retrasa o posiblemente se evita la destrucción del cartílago y el hueso. Aunque la sinovectomía proporciona alivio del dolor, no constituye una cura, pues la inflamación quizá reaparezca tras la operación, cuando la membrana sinovial vuelva a crecer.

La sinovectomía se lleva a cabo de manera rutinaria en dedos, muñecas y rodillas, antes de que se produzcan deformidades o una erosión significativa del cartílago.

Osteotomía

En el curso de este procedimiento, los cirujanos cortan los huesos cercanos a la articulación dañada y modifican su posición para corregir las deformidades provocadas por la artritis. Estos cambios también ayudan a que el daño a los cartílagos sea más lento y se distribuya el peso del cuerpo más uniformemente en toda la articulación. En ocasiones la osteotomía se emplea para corregir la curvatura de los huesos de la pantorrilla ocasionada por la osteoartritis.

Resección

Cuando las articulaciones enfermas ocasionan que el movimiento sea doloroso, los cirujanos pueden retirar todo el hueso dañado o parte de él. La resección se emplea con frecuencia en los pies para facilitar la caminata, y en muñecas y manos para reducir el dolor.

Reemplazo articular (artroplastía)

Cuando la osteoartritis o la artritis reumatoide han dañado en forma grave alguna articulación, en ocasiones el médico recomienda una intervención quirúrgica llamada artroplastía. Este nombre significa literalmente "reformación de la articulación" y dicha operación incluye, en ciertos casos, pulir los extremos de los huesos de la articulación.

Para efectuar artroplastía de reemplazo, llamada reemplazo articular total, los cirujanos remueven ciertas partes de la articulación dañada y las reemplazan por un dispositivo plástico o metálico llamado prótesis o implante. La cadera es la articulación que se reemplaza con mayor frecuencia, pero también existen implantes para reemplazar articulaciones de hombros, dedos, rodillas y otros tipos de articulaciones.

Fusión articular

Llamada también artrodesis, la fusión articular se emplea con mayor frecuencia para reducir el dolor y mejorar la estabilidad de la columna vertebral, las muñecas, los tobillos y los pies. Durante el procedimiento, los cirujanos remueven una capa delgada de tejido de los extremos de dos huesos y unen a estos entre sí (en ocasiones emplean clavos, varillas o placas). Posteriormente crecen nuevas células óseas que fusionan los dos huesos permanentemente. Una vez que sana, la articulación fusionada puede soportar peso, aunque carece de flexibilidad. Como la fusión articular elimina la movilidad articular, suele emplearse únicamente cuando no es posible efectuar el reemplazo articular total.

Cambios en tendones y ligamentos

Los cirujanos reparan los desgarros de los tendones para reducir el dolor, restaurar la función y, en algunos casos, evitar su ruptura. En ocasiones, se recomiendan procedimientos para apretar o aflojar los tendones y ligamentos con el fin de reducir el dolor, incrementar la movilidad de la articulación o prepararla para un reemplazo articular total. También existen procedimientos para aliviar la presión sobre los nervios ubicados cerca de articulaciones dañadas.

Anatomía de una articulación artificial

Los implantes articulares artificiales están constituidos de diversos metales o de polietileno (un material similar al plástico). En los centros médicos importantes, los médicos emplean, en ocasiones, computadoras para diseñar el implante y planear la operación.

La gran variedad de articulaciones artificiales permite que los cirujanos seleccionen el implante más indicado para las necesidades del paciente.

Tradicionalmente, los cirujanos aseguran los implantes articulares a los huesos mediante un cemento especial (metacrilato de metilo). No obstante, este cemento puede agrietarse tras varios años, y provocar que el implante se afloje. Si hay aflojamiento quizá se requieran operaciones adicionales para volverlo a unir o para reemplazarlo. Para resolver este problema, los investigadores están explorando nuevos procesos de fabricación y aplicación del cemento.

En algunos casos, las prótesis sin cemento más modernas mejoran la durabilidad de los implantes. Estas tienen una superficie porosa, sobre la cual el hueso crece y se fija. No obstante, los implantes sin cemento también pueden aflojarse.

Con el transcurso del tiempo, ambos tipos de articulaciones artificiales producen desechos a causa de la fricción y el desgaste; las partículas provocan irritación en la articulación, dan lugar a destrucción de hueso y en último término conducen al aflojamiento del dispositivo.

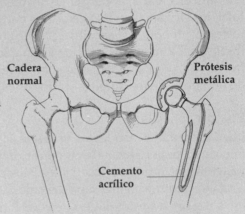

Cadera normal

Prótesis metálica

Cemento acrílico

A la izquierda se muestra una cadera normal. La prótesis de la derecha permite reemplazar la articulación cuando la cadera comienza a deteriorarse a causa de la artritis.

¿Qué articulaciones se benefician con una intervención quirúrgica?

Los cirujanos deben adaptar sus tratamientos teniendo en cuenta el tamaño, la forma y el diseño variables de las articulaciones del cuerpo. En la presente sección explicaremos las diversas intervenciones quirúrgicas que se emplean para aliviar los síntomas de artritis en articulaciones específicas.

Articulaciones de manos y muñecas

La capacidad de tomar una cuchara, dar vuelta a la manija de la puerta o abrir una lata de refresco se ve afectada en las personas que padecen artritis en las manos. Evidentemente, el dolor de la artritis dificulta estos movimientos y, en ocasiones, casi los imposibilita.

Como en todas las operaciones articulares, el objetivo de los procedimientos que se llevan a cabo sobre manos y muñecas es mejorar la función y reducir el dolor. Aunque algunos procedimientos mejoran la apariencia de las articulaciones deformadas por la artritis, casi nunca se recomienda una operación basándose exclusivamente en motivos estéticos.

En ocasiones la operación se lleva a cabo para reparar desgarros de los tendones de manos y muñecas (provocados por artritis reumatoide) y evitar la ruptura de estos tendones. Otros procedimientos quirúrgicos ayudan a apretar o aflojar los tendones y ligamentos de manos y muñecas para reducir el dolor e incrementar la movilidad y la fuerza para agarrar.

La sinovectomía ayuda a reducir el dolor de muñecas y dedos causado por artritis reumatoide. La fusión articular alivia el dolor y mejora la estabilidad de las articulaciones de dedos y muñecas gravemente dañadas. No obstante, la fusión de la muñeca provoca una disminución de la movilidad de la mano.

Los reemplazos articulares de mano y muñeca se llevan a cabo con menos frecuencia que la artroplastía de cadera y rodilla, en parte porque las articulaciones son pequeñas, están cercanas a la piel y requieren una reparación precisa de ligamentos y tendones. Los procedimientos de tipo más conservador, como fusión articular y reparaciones de tendones, producen resultados favorables, razón por la cual los cirujanos reservan las intervenciones de reemplazo únicamente para articulaciones de mano y muñeca gravemente dañadas.

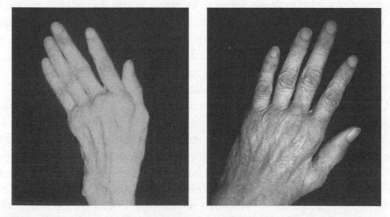

El reemplazo de las articulaciones de los dedos dañadas o afectadas por la artritis por otras de tipo artificial, permite una notable mejoría de funcionamiento y apariencia. Izquierda, mano deformada por artritis reumatoide. Derecha, la misma mano tras el reemplazo articular.

Codos

El codo contiene una articulación tipo bisagra que permite doblar el antebrazo y rotar la mano para efectuar diversas tareas. Aunque esté saludable,
es una articulación compleja sometida a muchas tensiones.

La sinovectomía, por sí sola o con resección ósea, ayuda a incrementar
el margen de movimiento del codo, aliviando así el dolor causado por la
artritis reumatoide.

El reemplazo articular total de codo es un procedimiento relativamente
nuevo que generalmente sólo se lleva a cabo cuando el daño articular
provocado por la artritis limita seriamente el uso de las manos y los brazos.
Las personas con artritis degenerativa grave también son buenas
candidatas para este procedimiento.

En general, los cirujanos aseguran los implantes de codo con una
combinación de cemento y crecimiento interno óseo. Los problemas
mecánicos de las articulaciones artificiales, como, por ejemplo, que el implante
se afloje o se rompa, son más probables en el codo que en otras articulaciones
debido a las grandes tensiones a que éste se encuentra sometido.

Aunque el reemplazo de la articulación del codo alivia el dolor, la
recuperación de la movilidad y el funcionamiento normales es menos
predecible. A pesar de esta limitación, el procedimiento suele proporcionar
un margen adecuado de movimiento que permite realizar la mayoría de las
actividades de la vida diaria.

Hombros

Los cirujanos emplean diversos procedimientos para aliviar el dolor de
hombro que no responde a medidas conservadoras. La sinovectomía
proporciona alivio temporal para articulaciones inflamadas por artritis
reumatoide. La fusión articular también reduce el dolor y ofrece estabilidad
a largo plazo en las articulaciones más gravemente dañadas. Aunque la
fusión limita la flexibilidad, aún permite llevar a cabo algunos movimientos.

El hombro efectúa movimientos complejos en diversos sentidos, por
lo cual es difícil reemplazar esta articulación. En primer lugar, los
cirujanos deben reparar los tendones o ligamentos dañados para
asegurar la estabilidad y funcionalidad del implante.

Como ocurre con otros reemplazos articulares, los tipos de implantes
de hombro que se emplean y los métodos para asegurarlos varían. Existen
articulaciones sin cemento, pero la mayoría de los cirujanos tiene más
experiencia con el uso de articulaciones cementadas de tipo tradicional.

Cuando la artroplastía es efectuada por un cirujano experto, restaura
casi las dos terceras partes de los movimientos normales del hombro. Sin
embargo, el reemplazo de hombro requiere un período de rehabilitación
más prolongado que otros tipos de reemplazos articulares. Los ejercicios
de fortalecimiento y estiramiento ayudan a recuperar la movilidad
deseada.

Caderas

Dos de las articulaciones que trabajan más en el organismo son las caderas, pues a diario tienen que soportar peso, caminar, subir escaleras, doblarse y girar. Cuando la pérdida de peso, los medicamentos, la limitación de actividad y el uso del bastón no proporcionan alivio al enfermo, quizá una operación de cadera sea la solución.

La osteotomía y la resección articular son operaciones que, en ocasiones, se emplean para reducir el dolor de las caderas. La fusión articular ocasionalmente se recomienda a personas jóvenes, cuyo nivel de actividad quizá provoque demasiada tensión sobre un implante artificial.

El alivio del dolor y el aumento de movilidad son señales de que el reemplazo de cadera ha tenido éxito. Esta operación se llama también artroplastía total de la cadera y es la más exitosa para tratar la artritis avanzada de la cadera.

Las caderas tienen articulaciones de rótula esférica (una cavidad a la cual se acopla el extremo redondeado de un hueso). El extremo grande y redondo del fémur se adapta a la parte hueca del hueso de la pelvis, y esta configuración hace posibles los movimientos de balanceo y rotación.

Para simular este diseño, los implantes de cadera constan de dos piezas principales. Un eje metálico con una esfera metálica o de material cerámico en el extremo superior para reemplazar la parte superior del fémur (hueso del muslo). La copa de la pelvis también se reemplaza por una pieza en forma de copa fabricada de un plástico moldeable y resistente (como el polietileno), generalmente con recubrimiento metálico.

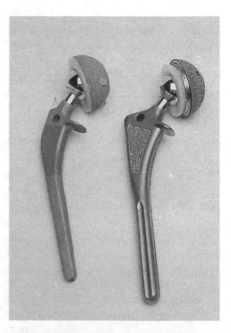

En el curso de la operación, el cirujano retira la parte superior del fémur, hace un hueco en este hueso para introducir el componente del implante que corresponde al muslo y después da forma a la cavidad de la pelvis para colocar el implante pélvico. La pieza del muslo se asegura al fémur y la otra pieza se coloca en la parte inferior de la pelvis.

En general, los cirujanos recomiendan el reemplazo de cadera a personas de más de 60 años que presentan dolor crónico y debilitante y cuya actividad está gravemente limitada. Las caderas cementadas

La articulación artificial de cadera se diseñó para reemplazar la articulación natural entre la pelvis y el hueso del muslo (fémur). Un tipo de implante se asegura con cemento (izquierda) y el otro tiene un componente poroso (derecha, vea la flecha) que permite que el hueso crezca sobre su superficie.

fallan con más frecuencia en adultos jóvenes, porque el cemento no soporta un nivel alto de actividad. No obstante, aproximadamente la tercera parte de los reemplazos de cadera se realizan en adultos de menos de 65 años.

No hay reglas estrictas con respecto al uso de caderas cementadas o sin cemento: los cirujanos ortopedistas eligen a menudo implantes sin cemento para adultos de menos de 50 años porque en las personas más jóvenes, el crecimiento óseo sobre la parte porosa del implante suele ser más sólido que en los adultos mayores.

Si usted tiene de 50 a 70 años, quizá le implanten "una cadera híbrida", un componente cementado en el muslo y una pieza sin cementación en la pelvis; pero si es mayor de 70 años, es probable que le implanten una cadera totalmente cementada.

Los implantes sin cemento parecen durables con el uso moderado, pero aún no se conoce su resultado a largo plazo. Sin embargo, algunos datos preliminares indican que las caderas sin cemento tienen mayor incidencia de dolor en el muslo y aflojamiento del implante del muslo que el modelo cementado.

Rodillas

Su rodilla es una maravilla de ingeniería. Más que una simple bisagra, tiene uno de los márgenes de movimiento más amplios de cualquier articulación del cuerpo. No sólo se dobla, sino que también se desliza, resbala y gira. Además, puede absorber una fuerza que equivalga hasta siete veces el peso del cuerpo.

Existen diversas opciones quirúrgicas para aliviar el dolor de rodilla y restaurar la movilidad y, con frecuencia, se emplea el desbridamiento artroscópico para reparar desgarros de cartílago o retirar fragmentos sueltos de tejido.

La sinovectomía disminuye el dolor y la inflamación en personas con artritis reumatoide cuyo cartílago no esté significativamente dañado. Como la articulación de la rodilla es relativamente grande, los cirujanos recurren a un artroscopio para observar la articulación y retiran el tejido enfermo con otros instrumentos. La sinovectomía artroscópica requiere de una incisión mucho más pequeña que la operación tradicional, de modo que la recuperación es mucho más rápida.

Los cirujanos en ocasiones recomiendan una osteotomía para hacer más lento el daño al cartílago de las rodillas y aliviar el dolor. Al pulir y modificar la posición de los huesos de la pierna, logran que se distribuya más equitativamente el peso sobre la articulación de la rodilla, y corrigen la curvatura de los huesos de la pantorrilla que provoca la osteoartritis. En general, los cirujanos recomiendan este procedimiento para personas jóvenes y activas.

La fusión articular es una opción para personas que no son candidatos a la artroplastía y, aunque limita el movimiento de la rodilla, permite que la pierna soporte peso sin dolor.

El reemplazo de rodilla, conocido también como artroplastía total de rodilla, ayuda a que cada año, miles de personas vuelvan a caminar. Este procedimiento tiene tanto éxito como el reemplazo de cadera. El alivio del dolor se debe a que se reemplaza el hueso o los tejidos afectados con piezas de una nueva articulación de rodilla.

Una mano para Laura

Yo me ganaba la vida realizando un trabajo manual: era soldadora en una fábrica de partes automotrices.

Tenía 39 años de edad y llevaba nueve años y medio en mi trabajo, cuando una mañana de primavera me desperté con un horrible dolor en el pie. Visité a mi médico familiar quien me diagnosticó tendinitis y me administró esteroides; pero una semana después, el dolor se había diseminado a las articulaciones de todo el cuerpo: a los dos pies, las manos, las muñecas, las rodillas y otros sitios. Regresé al médico y le dije: «Por favor, dígame que no padezco artritis», pues tenía el temor de padecer la enfermedad de mi abuela. Mis pruebas de sangre dieron resultados positivos para artritis reumatoide.

Realicé mi trabajo con dedicación y logré trabajar seis meses más, lo cual me permitió obtener una pensión. Pero tres años después de haber aparecido el dolor, mis manos casi ya no servían. Recuerdo que cierto día que fui a comprar víveres no pude abrir la puerta de la tienda, pues me resultó demasiado pesada. Me di la vuelta y lloré todo el camino de regreso a casa.

Hasta beber un vaso de agua se me dificultaba y tenía que sostenerlo con las palmas de mis manos. Comer fuera de casa también me resultaba difícil. Con ayuda de mi familia efectué adaptaciones en el hogar. Una de mis favoritas fue un pedal para abrir el refrigerador con el pie y otra fue un clavo que mi esposo colocó en la tabla para cortar y que me permitía clavar los alimentos para que no se deslizaran mientras yo los limpiaba o pelaba.

Aproximadamente en esa época decidí someterme al reemplazo de las articulaciones de los nudillos de los cinco dedos de la mano derecha. El médico me advirtió que las nuevas articulaciones no funcionarían tan bien como las originales, pero yo pensé de inmediato que las que Dios me había dado habían dejado de funcionar.

Transcurrió un año para que yo sintiera que los dedos me pertenecían, pero ahora tengo una mano que me permite hacer casi todo lo que necesito: puedo dar vuelta a la llave para arrancar el automóvil, algo que no había podido hacer por años, e incluso pinté a mano una docena de sudaderas para mis regalos de navidad.

Laura Mulder
Grand Rapids

El reemplazo de la rodilla permite restaurar su funcionamiento. La articulación artificial incluye cubiertas de aleación metálica para el fémur y la tibia, y piezas de plástico de alta densidad para reemplazar el cartílago erosionado en la articulación y sobre la rótula.

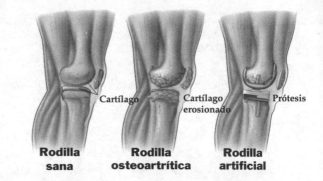

Cartílago Cartílago erosionado Prótesis

Rodilla sana **Rodilla osteoartrítica** **Rodilla artificial**

Aunque la mayoría de las personas que se someten a reemplazo de rodilla tienen 60 años o más, los cirujanos ocasionalmente reemplazan las rodillas de personas más jóvenes. Sin embargo, el estilo de vida activo de estas últimas provocará mayor desgaste y tensión sobre la rodilla artificial, por lo cual probablemente sea necesario reemplazarla más adelante.

La prótesis para rodilla se fabrica con una aleación metálica y plástico de alta densidad y en general consta de varias partes no conectadas directamente entre sí. Una de las piezas más grandes está fabricada de una aleación metálica y se une con el extremo del fémur de donde se ha retirado el hueso afectado.

Otro componente importante, también de aleación metálica, semeja una bandeja sobre un pedestal. El cirujano asegura el pedestal de la bandeja en el eje de la tibia. La plataforma de la bandeja tiene una superficie de plástico de alta densidad que constituye el lugar de reposo para el componente metálico unido al fémur. El plástico actúa como el cartílago de la nueva articulación. El reemplazo en ocasiones incluye otro componente pequeño: una pieza circular de plástico que se une a la rótula para reemplazar el cartílago o el hueso afectado.

Al preparar la rodilla para la prótesis, el cirujano retira el hueso afectado y realinea el tejido conectivo existente, con el fin de mantener unida la articulación tras colocar la prótesis. Los huesos de la pantorrilla dañados por la artritis quizá también requieran realineación.

En este procedimiento se emplea un cemento para huesos (metacrilato de metilo) o una prótesis sin cemento. Los cirujanos de la Clínica Mayo consideran que las prótesis cementadas tienen menos probabilidades de aflojarse pronto y provocar otros problemas. Los nuevos métodos de fabricación y aplicación del cemento quizá también ayuden a mejorar los resultados.

Tobillos y pies

Igual que las caderas y las rodillas, los tobillos y los pies son articulaciones que soportan peso y cargan el cuerpo durante el día. Existen diversas operaciones para aliviar el dolor y restaurar la estabilidad de estas articulaciones. La resección ósea y la reparación de juanetes y otros crecimientos óseos del pie hacen menos doloroso el caminar y el estar de pie.

La reparación tendinosa y la sinovectomía también proporcionan alivio antes de que el cartílago quede demasiado lesionado. Si la persona presenta síntomas graves, quizá el cirujano recomiende la fusión de los huesos del pie o del tobillo para mejorar la estabilidad y reducir el dolor.

Los procedimientos de reemplazo articular de tobillo y pie son bastante nuevos y aún no son muy empleados, en parte porque no suelen tener mucho éxito.

Las articulaciones del cuerpo

El cuerpo tiene varios tipos de articulaciones:

- Fijas: estas articulaciones no se mueven. Amortiguan los golpes y evitan que los huesos se rompan. Las articulaciones fijas del cráneo protegen al sensible tejido cerebral que se encuentra en su interior.
- De bisagra: igual que la bisagra de una puerta, las articulaciones de la rodilla permiten a la persona desplazarse hacia adelante y hacia atrás.
- De pivote: estas articulaciones permiten movimientos de rotación. El codo tiene articulaciones tipo bisagra y tipo pivote.
- De rótula esférica: el extremo redondo y grande de un hueso largo se adapta a la parte hueca de otro hueso permitiendo los movimientos de balanceo y rotación. Las articulaciones de rótula esférica de las caderas y los hombros son las que tienen más movimiento.

Cómo prepararse para la intervención quirúrgica

Usted y el cirujano decidirán en qué momento es necesario que ingrese al hospital antes de la operación. Planee quien le ayudará a preparar sus alimentos, a realizar el trabajo doméstico y otras cosas, ya que su actividad después de la operación estará limitada.

Asegúrese de revisar los medicamentos que toma con su cirujano o médico familiar varias semanas antes de la operación. Muchos cirujanos piden a los pacientes que suspendan el uso de fármacos antiinflamatorios no esteroides (AINE) una o dos semanas antes de la operación, para reducir el riesgo de hemorragias y, en caso necesario, suelen emplear acetaminofeno para el control del dolor. Si usted toma metotrexato u otros fármacos similares, como azatioprina o ciclosporina para la artritis reumatoide, su médico o cirujano probablemente le pidan que deje de tomarlos una o dos semanas antes de la operación, para reducir el riesgo de infecciones. Puede volverlos a tomar una o dos semanas después del procedimiento.

La noche anterior a la operación, siga las instrucciones del cirujano con respecto a lo que coma o beba, pues su estómago debe estar vacío antes de recibir ciertos tipos de anestesia. A menos que le indiquen lo contrario, es conveniente que se dé un baño el día anterior para reducir la cantidad de bacterias sobre la piel y ayudar a evitar las infecciones. Además, intente dormir bien.

En la mañana de la operación, tome sólo los medicamentos que el médico o la enfermera le indiquen. Hágalo con apenas el agua suficiente para deglutirlos con comodidad.

Riesgos y complicaciones potenciales

El paciente es vigilado con cuidado durante y después del procedimiento para prevenir problemas como infecciones, hemorragias, ataques cardíacos o coágulos sanguíneos en el pulmón. Otras complicaciones poco frecuentes, pero posibles, son lesiones a nervios y vasos sanguíneos, dislocación de la articulación, pérdida ósea (en la artroplastía) e incluso la muerte.

Durante las operaciones de articulaciones a menudo se requieren transfusiones sanguíneas. La gran mayoría de las personas que las reciben no presentan reacciones adversas; no obstante, es más seguro utilizar sangre propia. De este modo, el sistema inmunológico no reaccionará ante la sangre y además uno no puede transmitirse a sí mismo una infección.

El uso de la propia sangre del paciente, llamado transfusión autóloga, es un procedimiento frecuente. Al planear una operación electiva, generalmente la persona dona su propia sangre algunas semanas antes de la operación. Esta se almacena y se emplea, según sea necesario, para reemplazar la sangre perdida durante la intervención.

A largo plazo, el sitio donde se encuentran los implantes articulares artificiales queda susceptible a las infecciones. Cada vez que la persona se someta a trabajos dentales, intervención quirúrgica oral o de otro tipo, cateterización o tenga una infección bacteriana, el médico prescribirá un curso de antibióticos para reducir el riesgo de infecciones en el implante.

Los implantes también se aflojan o se desgastan con el transcurso del tiempo, pero los mejores diseños y técnicas quirúrgicas con que se cuenta en la actualidad permiten prolongar la vida de las articulaciones de reemplazo. Con poca frecuencia, el implante de cadera artificial se disloca al efectuar ciertos movimientos o, con mayor frecuencia, al sufrir alguna lesión. Si usted padece artritis reumatoide en otras articulaciones, la tensión excesiva sobre ellas en el período postoperatorio, mientras usted está protegiendo la articulación operada puede provocarle una recaída de los síntomas.

Su estancia en el hospital

La duración de la estancia hospitalaria depende de muchos factores, incluyendo el tipo de operación, la edad, el estado de salud y también si ocurre alguna complicación.

Terminado el procedimiento, el equipo de cuidados quirúrgicos vigila los signos vitales de la persona, su nivel de alerta, si está cómodo o si tiene dolor y ajusta los medicamentos en consecuencia. El médico quizá recete antibióticos para prevenir infecciones y medicamentos anticoagulantes para prevenir la formación de coágulos sanguíneos.

Los procedimientos en los cuales sólo se realizan incisiones pequeñas y se utiliza anestesia local, como el desbridamiento artroscópico y la sinovectomía artroscópica, con frecuencia no requieren que el paciente permanezca ni siquiera una noche en el hospital.

En la década de 1960, las personas permanecían en cama dos o tres semanas tras una intervención de cadera, pero, en la actualidad, la fisioterapia se inicia casi de inmediato tras la mayoría de los procedimientos articulares y las estancias hospitalarias son más breves. De hecho, la mayoría de las personas son dadas de alta cinco a ocho días después de haberse sometido a un reemplazo articular total.

Rehabilitación

El ejercicio y el reposo son elementos importantes de la recuperación, de modo que es fundamental seguir las recomendaciones del cirujano o el fisioterapeuta. Si no se realizan los ejercicios necesarios, quizá la articulación quede rígida y dolorosa. Aunque tal vez requiera ayuda en un principio, probablemente pueda levantarse y salir de la cama del hospital varias veces al día.

El fisioterapeuta le ayudará a aprender la manera correcta de emplear y proteger la articulación nueva o modificada. El ejercicio mejora el movimiento articular, refuerza los músculos en torno a la articulación, reduce el dolor y ayuda a recuperar la movilidad. Quizá necesite aprender cómo emplear dispositivos de ayuda, como andaderas o muletas, para evitar caídas y otras lesiones mientras sus músculos y el sitio quirúrgico sanan.

El terapeuta ocupacional le ayudará a realizar de manera independiente las actividades cotidianas y le instruirá sobre el uso de dispositivos, como ayudas para vestirse, asiento elevado para inodoro, barras para sostenerse y banco para bañarse. El objetivo de la rehabilitación es que usted logre realizar, con el máximo de independencia, sus actividades de cuidado personal.

Dependiendo de la edad del paciente, su condición física y situación en el hogar, el cirujano puede recomendar una breve estancia en un centro de rehabilitación para que se concentre en su recuperación antes de regresar a casa.

La recuperación en el hogar

Si continúa con los ejercicios recomendados al regresar al hogar, se recuperará más rápido. Su médico y el fisioterapeuta le indicarán cuándo podrá realizar sus actividades favoritas y le señalarán qué posiciones o actividades debe evitar. Si la operación se realizó en articulaciones que soportan peso, al regresar a casa, probablemente necesite muletas o una andadera, y posteriormente un bastón. Si experimenta dificultades, el doctor quizá recomiende que sea visitado por un fisioterapeuta o terapeuta ocupacional.

Tras el alta hospitalaria, aún corre riesgo de presentar infecciones articulares. Asegúrese de ponerse en contacto con el médico si tiene fiebre, si la incisión se abre o si observa aumento de dolor, sensibilidad, inflamación, enrojecimiento, calor o drenaje cerca del sitio quirúrgico. También observe si existen signos de problemas circulatorios cerca de la articulación, como entumecimiento o cosquilleo, o cambios en el color o temperatura de sus miembros.

La vida después de la recuperación

La recuperación total de una operación articular es de tan sólo unas semanas en reparaciones de tendones, ligamentos o cartílago, pero algunos tipos de fusión articular, osteotomía o reemplazo articular requieren varios meses o hasta un año para que los huesos sanen totalmente y se recupere la fuerza, la estabilidad y la movilidad. Sin embargo, muchas personas experimentan reducción del dolor y la inflamación y también se mueven con más facilidad a los pocos días tras el procedimiento. La edad, el estado de salud y la dedicación al programa de rehabilitación también desempeñan un papel importante en la rapidez con que se recupera. Además, son importantes las visitas de seguimiento al consultorio médico.

Aunque la recuperación del reemplazo articular lleva cierto tiempo, los implantes permiten que muchas personas vuelven a una vida casi normal. A seis años de la operación, cerca de 90% de los enfermos sometidos a reemplazo de rodilla están libres de dolor y no han experimentado problemas en la nueva articulación. Los implantes cementados de cadera también tienen un buen récord de más de tres décadas: aproximadamente 85% de las personas puede aún caminar con comodidad 15 años después de la operación.

Aunque la operación de las articulaciones tenga éxito, la persona debe evitar realizar actividades de alto impacto, como correr, esquiar o jugar al tenis. No obstante, dependiendo de la articulación afectada, podrá reanudar un estilo de vida activo y pleno que incluya caminar, bailar, jugar al golf, nadar y andar en bicicleta.

Capítulo 9

Tratamientos complementarios (alternativos)

L a medicina tradicional tiene mucho que ofrecer para ayudarle a controlar la artritis. Pero quizá usted haya escuchado de métodos o tratamientos que no se han mencionado en los capítulos anteriores o haya escuchado en algún noticiero o anuncio acerca de algún producto que promete «liberar del dolor» a las articulaciones, o tal vez algún amigo le haya comentado que está tomando una vitamina o preparación de hierbas que le hace sentir mejor.

Lo que usted probablemente ha escuchado son las diversas formas de medicina complementaria o alternativa. En general, la medicina complementaria incluye gran variedad de métodos para mejorar la salud o lograr la curación que no son ampliamente reconocidos por los médicos entrenados en las escuelas de medicina tradicionales de Estados Unidos y Europa. Algunos métodos de medicina complementaria comparten ciertos principios fundamentales con la medicina occidental, pero otros no.

Los estadounidenses gastan más de mil millones de dólares al año en curas no tradicionales para la artritis ¿Por qué resultan tan atractivas estas terapias no ortodoxas? El hecho de que los muchos medicamentos convencionales para la artritis no la curan y que los efectos secundarios asociados con algunos tratamientos, en particular tras el uso a largo plazo, sean significativos sin duda alienta a las personas a buscar alternativas.

Como muchos métodos de medicina complementaria no han sido estudiados ampliamente por investigadores que apliquen métodos científicos convencionales, es difícil que la comunidad científica evalúe su eficacia o seguridad. Y como en nuestros días gran parte de los fondos de investigación provienen de la industria farmacéutica, quizá algunos métodos no tradicionales «de baja tecnología» para controlar las enfermedades del tipo de la artritis no reciban tanta atención de la comunidad científica como merecen. Por esos motivos, muchos médicos occidentales no tienen suficientes conocimientos sobre estos métodos como para recomendarlos. Sin embargo, cada vez es más evidente que las prácticas de medicina complementaria quizá desempeñen un papel en el tratamiento y control de algunas enfermedades.

Opciones disponibles

Acupuntura

Este tratamiento médico chino de 2,500 años de antigüedad consiste en insertar delgadas agujas bajo la piel para estimular puntos específicos que permiten el flujo libre del «chi», palabra china para la energía o «fuerza vital». Los acupunturistas tradicionales piensan que el dolor se reduce y la salud se restaura cuando el chi fluye sin obstrucciones a lo largo de las vías llamadas meridianos, que corren por todo el cuerpo.

En una sesión típica, el acupunturista inserta en el paciente de 1 a 40 agujas metálicas por 15 a 40 minutos. También puede manipularlas en forma manual o empleando estimulación eléctrica o calor.

Las investigaciones científicas indican que la acupuntura estimula la liberación de productos químicos similares a la morfina que se encuentran en forma natural en el cuerpo, llamados endorfinas. Por ese motivo, la acupuntura resulta atractiva en particular para las personas que no toleran los efectos secundarios asociados con el uso a largo plazo de antiinflamatorios no esteroides (AINE). Los Institutos Nacionales de Salud (*National Institutes of Health*) encontraron que la acupuntura constituye una opción razonable para el control del dolor producido por la osteoartritis. Por otra parte, el Colegio Estadounidense de Reumatología (*American College of Rheumatology*) informó recientemente que la acupuntura es equivalente al uso de un placebo.

La frecuencia del tratamiento y las sesiones necesarias dependen del acupunturista y de los síntomas del enfermo.

La acupuntura es usada más ampliamente en Asia, por lo cual muchos médicos occidentales no entienden cómo funciona. Algunos críticos son escépticos sobre la eficacia de la acupuntura porque las investigaciones han demostrado que las personas también experimentan alivio del dolor sin importar dónde se les coloquen las agujas. Además, no existen estructuras en el cuerpo que correspondan a los llamados meridianos. Quizá las futuras investigaciones ayuden a definir con claridad qué personas o qué tipos de artritis tienen mayor posibilidad de beneficiarse con el uso de la acupuntura.

En general, la acupuntura es un tratamiento de bajo riesgo, pero es importante encontrar un acupunturista diestro que emplee agujas esterilizadas.

Aromaterapia

Esta antigua forma de curación emplea aceites derivados de extractos de plantas y resinas para promover la salud y la belleza. Quienes la practican consideran que estos aceites ayudan a tratar diversas enfermedades, incluyendo el dolor producido por la artritis y la inflamación, cuando se emplean para dar masaje a la piel o se inhalan. Los tratamientos y productos de aromaterapia se emplean con más frecuencia en Europa y en ocasiones pueden encontrarse en tiendas que vendan productos naturistas para la salud.

Los expertos médicos están de acuerdo en que el masaje terapéutico ayuda a aliviar el dolor muscular y la rigidez, y promueven la relajación cuando son efectuados por un profesional entrenado. Aunque si bien es cierto que muchos medicamentos modernos provienen de extractos vegetales, se necesitan estudios más amplios para determinar si los aceites vegetales que se emplean en aromaterapia producen beneficios medicinales.

Terapia con veneno de abeja (TVA)

La creencia de que el veneno de abeja tiene poderes curativos ha existido por siglos y algunas personas apoyan la teoría de que el veneno de abeja contiene enzimas que alivian los síntomas de la artritis reumatoide combatiendo la inflamación. Otra hipótesis es que el veneno de abeja ocasiona que el cuerpo incremente su producción de esteroides, lo cual ayuda a aliviar los síntomas.

Durante el tratamiento, se aplican abejas a la articulación o articulaciones artríticas, se permite que piquen a la persona y se retiran. Algunas personas también han intentado inyectar veneno de abeja purificado bajo la piel cercana a las articulaciones problemáticas. No se sabe cuántas personas utilizan este tratamiento. Algunos apicultores llevan a cabo la terapia con veneno de abeja, y ciertas personas compran abejas o veneno de abeja y se tratan a sí mismas.

Como se han efectuado pocas investigaciones científicas sobre el uso de la TVA contra la artritis en seres humanos, no se sabe con precisión cuánto veneno o cuántos piquetes son necesarios para aliviar los síntomas artríticos. Algunos científicos europeos que emplearon inyecciones de veneno de abeja purificado documentaron el alivio de los síntomas en grupos pequeños de animales y personas.

De 10 a 15% de la población presenta reacciones de tipo alérgico ante el veneno de este insecto, que pueden ser desde leves hasta mortales, por lo cual el tratamiento es riesgoso para ciertas personas. Quizá estudios más amplios involucrando personas ayuden a determinar si el veneno de abeja o alguno de sus componentes desempeñan algún papel en el tratamiento de la artritis.

Biorretroalimentación

En este método de relajación se emplean tecnologías para enseñar a la persona a controlar ciertas respuestas corporales con el fin de controlar el dolor artrítico.

En el curso de la sesión de biorretroalimentación se aplican diversas técnicas de relajación, como la meditación y la visualización guiada, para alcanzar la calma. Diversas máquinas vigilan al individuo proporcionándole información sobre sus funciones corporales, como frecuencia cardíaca, patrones respiratorios, temperatura del cuerpo y actividad muscular. El objetivo de esta retroalimentación es enseñar a la persona a reducir su temperatura corporal, a hacer más lenta su respiración y frecuencia cardíaca y a relajar sus músculos, para que entre en un estado de relajación que le permita afrontar mejor el dolor. Algunas técnicas de biorretroalimentación se enseñan en los departamentos de fisioterapia y medicina del comportamiento de diversos hospitales y centros médicos.

Brazaletes de cobre

Durante décadas, algunas personas han utilizado brazaletes de cobre para combatir el dolor de la artritis. En teoría, pequeñas cantidades de cobre atraviesan la piel y neutralizan a los radicales libres, moléculas tóxicas que dañan a las células.

Aunque el uso de joyería de cobre probablemente sea inofensivo, la mayoría de los médicos consideran que hay poco fundamento para recomendar esta terapia para la artritis, porque se cuenta con pocas investigaciones científicas que respalden su eficacia. Su único efecto secundario conocido es la decoloración de la piel.

Dimetil sulfóxido (DMSO)

El DMSO es un solvente industrial, similar al aguarrás, que se vende en algunas tiendas de comida naturista como tratamiento para la artritis. Algunas personas piensan que el DMSO alivia el dolor y reduce la inflamación cuando se frota sobre la piel.

Más de 20 años de investigaciones médicas con DMSO han producido resultados conflictivos. El uso de DMSO en seres humanos no ha sido aprobado por la Administración de Alimentos y Fármacos (FDA, *Food and Drug Administration*), excepto para tratar un tipo poco frecuente de inflamación de la vejiga. Algunos estudios en animales indican que las articulaciones tratadas con DMSO presentan más cambios inflamatorios que las no tratadas.

El DMSO de uso industrial (que se vende en las ferreterías) puede contener contaminantes venenosos, motivo por el cual los expertos en artritis no recomiendan el uso de este solvente para tratarla.

Glucosamina y sulfato de condroitina

La glucosamina y el sulfato de condroitina son suplementos dietéticos que se adquieren sin receta y han atraído mucha atención como terapia contra la artritis. La glucosamina es un compuesto que se encuentra naturalmente en el organismo y se incorpora a las sustancias que dan al cartílago su fuerza y rigidez, como la condroitina, la cual ayuda al cartílago a atraer y retener agua.

Se cuenta con evidencia preliminar de que los suplementos de glucosamina y sulfato de condroitina quizá ayuden a preservar el cartílago existente y estimulen el crecimiento de cartílago nuevo. Estos resultados son prometedores, y aún no se han identificado complicaciones graves, pero muchos expertos piensan que se necesitarán estudios más amplios y prolongados para determinar si estos suplementos ofrecen beneficios duraderos para la artritis.

Anillos de oro

El daño articular que provoca la artritis reumatoide suele ser simétrico y, por este motivo, algunos expertos se asombraron por los resultados de un estudio en el que se encontraron excepciones a esta regla. Ciertos investigadores ingleses observaron que algunas personas con artritis reumatoide que usaban un anillo de oro en una mano no presentaban el deterioro simétrico en la articulación cercana al anillo.

Desde hace tiempo se prescriben inyecciones de sales de oro para reducir la inflamación y hacer más lenta la progresión de esta enfermedad. Lo observado en el estudio sugiere que quizá la piel absorba suficiente oro como para retrasar los daños articulares, pero será necesario realizar amplios estudios para confirmar esta teoría y determinar si el uso de anillos de oro tiene aplicaciones más generales en el tratamiento de la artritis.

Visualización guiada

La visualización guiada es una técnica en la cual la persona se relaja concentrándose en alguna imagen que experimenta a través de los sentidos. Al imaginar algo se estimulan las mismas partes del cerebro que se ven afectadas cuando en realidad se experimenta lo que uno imagina. El mensaje que el cerebro recibe de la visualización es enviado a otros centros cerebrales y a los sistemas del cuerpo que regulan funciones importantes, como la frecuencia cardíaca y la presión arterial, ayudando a aliviar el dolor y otros síntomas físicos.

Si usted logra controlar su dolor a través de la visualización guiada, posiblemente se reduzca su necesidad de medicamentos para el dolor.

Tratamientos con hierbas

Las hierbas constituyen la base de muchos medicamentos tradicionales, como la aspirina, la morfina y la digital, y los científicos continúan descubriendo nuevas medicinas derivadas de plantas. Además de su uso en medicina tradicional, las preparaciones herbales se hacen cada vez más populares para tratar tanto la artritis reumatoide como la osteoartritis. Actualmente se venden hierbas y otros extractos de plantas, tanto exóticas como de uso común, como sustancias alternativas para el alivio del dolor y para combatir la inflamación.

La antigua forma hindú de curación holística llamada Ayurveda se basa principalmente en el uso de especias y hierbas para tratar la artritis. Quienes practican el Ayurveda creen que la artritis se relaciona con mala digestión y con toxinas producidas por alimentos no digeridos. Su método para tratar la artritis consiste en ayuno, masaje terapéutico con aceites herbales y consumo de hierbas que se cree tienen propiedades antiinflamatorias, incluyendo comino, cilantro y cúrcuma.

Los curanderos chinos tradicionales emplean el extracto de la planta llamada vid del dios del trueno (*Tripterygium wilfordii*) para tratar diversas enfermedades autoinmunes, incluyendo la artritis reumatoide. Las investigaciones realizadas en Estados Unidos sugieren que uno o más componentes de esta planta combaten la inflamación o suprimen la respuesta inmune del organismo. Los científicos aún no han identificado los componentes activos. Muchas partes de esta planta son tóxicas y pueden provocar la muerte si son ingeridas.

La variedad de pimientos llamada ají se emplea para fabricar una crema que se ha probado en seres humanos y se ha observado que reduce la sensibilidad al aplicarse en las articulaciones de las manos afectadas por la osteoartritis. El único efecto negativo que los investigadores observaron fue una sensación quemante.

La canela, el jengibre, las semillas de apio, la bellorita del atardecer, la garra de diablo, la pasionaria, la yuca y el diente de león, son otras hierbas que se emplean en preparaciones que han recibido atención por su potencial para aliviar los síntomas de la artritis.

Dado el éxito en el pasado de los medicamentos derivados de las plantas, quizá algún día las investigaciones concedan un lugar especial a los tratamientos herbales para luchar contra los síntomas de la artritis. Por otra parte, muchas hierbas contienen sustancias poderosas que pueden ser tóxicas o interferir con los medicamentos. Como los productos herbales no están regulados por la Administración de Alimentos y Fármacos (*FDA, Food and Drug Administration*) es difícil saber qué hierbas tienen eficacia comprobada y cómo usarlas con seguridad. Por ese motivo, consulte a su médico antes de tomar cualquier preparación herbal.

Tratamientos homeopáticos

La homeopatía fue desarrollada por el médico alemán Samuel Hahnemann a fines del siglo XVIII y se practica a nivel mundial. Según la «ley de similares» de Hahnemann, si una sustancia ocasiona que el organismo desarrolle ciertos síntomas cuando está saludable, una pequeña dosis de la misma sustancia servirá para tratar las enfermedades que produzcan los mismos síntomas.

En el curso de la evaluación, el homeópata clásico formula preguntas sobre sus síntomas físicos, mentales y emocionales antes de prescribirle el tratamiento. La mayoría de los tratamientos homeopáticos se basan en preparaciones sumamente diluidas de sustancias naturales, como plantas y minerales.

Las investigaciones científicas aún no han logrado explicar cómo funcionan los medicamentos homeopáticos. Dado que la mayoría de ellos están tan diluidos que prácticamente no contienen moléculas de las sustancias activas, muchos científicos modernos se muestran escépticos con respecto a su eficacia.

Aunque no se requieren estudios médicos tradicionales, algunos homeópatas son médicos o algún otro tipo de proveedores de cuidados para la salud, como quiroprácticos, enfermeras y farmacéuticos. La regulación y expedición de licencias varía en las distintas zonas geográficas.

Hipnosis

Este estado de relajación inducido incrementa la concentración y permite que la persona sea susceptible a las sugerencias que se le hacen, o que se hace a sí misma, cuando se encuentra en estado hipnótico. Una vez que la persona se entrena para autohipnotizarse, puede emplear esta técnica para controlar el dolor o dejar de prestarle atención.

Nadie está seguro de cómo funciona la hipnosis. Lo que se sabe es que altera los patrones de las ondas cerebrales de manera muy similar a otras técnicas de relajación.

Cerca de 80% de los adultos pueden ser hipnotizados. Para aprender esta técnica se requiere motivación y paciencia.

Manipulación de las articulaciones

Algunos practicantes de medicina complementaria, como los quiroprácticos y osteópatas, emplean la manipulación articular para aliviar los síntomas de la osteoartritis. Estos practicantes indican que la manipulación permite relajar los tejidos en torno a las articulaciones y mejorar la circulación y la movilidad articular.

En general, el estiramiento suave y el masaje que en ocasiones acompañan a la manipulación son terapéuticos si los efectúa un practicante hábil. Sin embargo, no queda claro si la manipulación articular o la realineación de la columna vertebral ayudan a aliviar el dolor articular provocado por la osteoartritis. Si usted padece artritis reumatoide, evite las manipulaciones del cuello.

Imanes

Algunas personas piensan que los imanes contribuyen al proceso curativo y al control del dolor.

Como ocurre con cualquier terapia novedosa, muchos dicen que da resultado pero, hasta el momento, los informes son de tipo anecdótico. Aunque algún día las investigaciones encuentren que la terapia con imanes es benéfica, hasta la fecha se cuenta con poca evidencia médica que apoye sus supuestos beneficios para la salud, y esta terapia aún se considera experimental.

La mayoría de las afirmaciones sobre el «poder curativo» de los imanes provienen de fabricantes de productos alternos para la salud. Se han incorporado imanes a productos como vendas para brazos y piernas, cinturones, colchones para dormir, collares y plantillas para los zapatos, alegando que estos productos alivian diversos problemas de salud; sin embargo, no se cuenta con evidencia científica de que los imanes empleados de este modo funcionen.

Los investigadores están comenzando a examinar los imanes como posible terapia para algunos tipos de dolor crónico, incluyendo el dolor asociado con artritis, lesiones y síndrome posterior a la polio. Algunos de los estudios sugieren que sí producen beneficios, pero se requieren más investigaciones respecto al uso adecuado y eficaz de estos dispositivos y para determinar quiénes son candidatos a terapias de este tipo. Algunos investigadores consideran que el uso inadecuado de la terapia con imanes en realidad puede provocar problemas para la salud.

Meditación

Esta técnica ayuda a la persona a alcanzar un estado de reposo profundo, reduciendo así la respuesta del organismo al estrés. Se puede meditar sentándose en silencio e intentando dejar la mente en blanco, o concentrándose en algún mantra, que es un simple sonido que se repite una y otra vez. También se puede meditar mientras uno camina o trota.

La práctica regular de la meditación ayuda a relajar la respiración, hace más lentas las ondas cerebrales y disminuye la tensión muscular y la frecuencia cardíaca. También reduce la respuesta del organismo ante los productos químicos liberados cuando se experimenta estrés por dolor.

Suplementos nutricionales

Casi a diario los medios de comunicación mencionan vitaminas, minerales y suplementos dietéticos que aparentemente producen beneficios. Las vitaminas C, E y A, llamadas antioxidantes, se están estudiando como posible tratamiento de la artritis, porque quizá ayuden a prevenir los daños celulares que producen dolor articular.

La popularidad de los aceites de peces de agua fría también se ha incrementado por su capacidad para luchar contra la inflamación provocada por la artritis reumatoide. Algunas investigaciones sugieren que los ácidos grasos omega-3 de peces de agua fría (salmón, caballa, arenque) proporcionan un alivio modesto y temporal de la inflamación y ayudan a que algunas personas consuman menos AINE.

También se están investigando los aceites de soya y aguacate como posible tratamiento para la osteoartritis. Un grupo de investigadores observó que las personas que consumían suplementos que contenían estos aceites, en particular aquellas con osteoartritis de la cadera, informaron una reducción de sus síntomas artríticos y del uso de AINE.

Otros suplementos dietéticos derivados de fuentes como proteína de hueso de pollo, algas y bacterias que se encuentran en el yogur también forman parte del conjunto creciente de posibles terapias complementarias para la artritis.

Teniendo en cuenta todo esto, ¿es recomendable que usted tome estos suplementos si padece artritis? Las futuras investigaciones explorarán de manera más completa si el mayor consumo de éstos u otros suplementos constituye un método seguro o eficaz para prevenir la artritis o aliviar sus síntomas.

Como en el caso de cualquier producto para la salud, consulte a su médico antes de tomar un suplemento y siga las instrucciones de dosificación que él le proporcione. Si se exceden las dosis recomendadas, cualquier vitamina, mineral u otro tipo de suplemento puede producir efectos dañinos.

Veneno de serpiente

El veneno de serpiente ha provocado la curiosidad de quienes practican medicina tanto convencional como complementaria. El efecto mortal de algunos venenos de serpiente sobre el sistema nervioso y los otros efectos secundarios que desencadenan han hecho que algunos investigadores tengan la esperanza de que la medicina pueda adaptar estas propiedades con fines terapéuticos.

Actualmente no hay medicamentos derivados del veneno de serpiente aprobados por la FDA, y además se cuenta con muy pocos datos científicos que apoyen su uso para el tratamiento de la artritis. Por la toxicidad del veneno de serpiente, los expertos en artritis advierten que se requieren más investigaciones para determinar si esta sustancia puede desempeñar algún papel en el tratamiento de la artritis.

Unas palabras de advertencia

Es fácil sentirse frustrado por las limitaciones de la medicina convencional para tratar la artritis y quizá usted piense que intentar cualquier posible cura es mejor que nada. Pero si opta por emplear métodos de medicina complementaria, hágalo teniendo en cuenta tanto los beneficios potenciales como los riesgos.

Muchas personas recurren a terapias de medicina complementaria porque piensan que son más seguras o más naturales que los métodos que ofrece la medicina tradicional. Es cierto que muchos tratamientos médicos y quirúrgicos convencionales provocan ciertos efectos secundarios significativos y riesgos para la salud, pero también se puede decir lo mismo con respecto a algunos métodos de medicina complementaria. Como hemos hecho notar a lo largo de este capítulo, es difícil evaluar la eficacia o seguridad de los tratamientos de medicina complementaria, porque muchos no han sido estudiados en forma extensa por investigadores empleando métodos científicos convencionales.

El tipo de medicina tradicional que practican la mayoría de los médicos se basa en el método científico, el cual emplea la experimentación y métodos de investigación establecidos. Antes de que un nuevo tratamiento sea ampliamente aceptado, los científicos suelen publicar sus resultados en revistas científicas de prestigio. Dichas revistas son revisadas por otros expertos no asociados con el experimento ni con la venta del producto.

Los revisores intentan evaluar de manera objetiva la validez de las observaciones y señalan los puntos débiles del método de estudio o de las conclusiones derivadas de los resultados de las pruebas experimentales. Mediante este proceso, los investigadores y revisores intentan identificar los riesgos y beneficios para la salud asociados con los nuevos tratamientos. El método científico también intenta diferenciar los tratamientos eficaces de los no eficaces, que funcionan mediante el efecto llamado de placebo. Este fenómeno ocasiona que ciertas personas se sientan mejor simplemente porque están recibiendo un tratamiento, sin importar que se trate de una pastilla de azúcar o una medicina auténtica.

La naturaleza cíclica de la artritis reumatoide hace más difícil evaluar la eficacia de un tratamiento dado. Como las recurrencias y remisiones ocurren espontáneamente (por motivos poco claros), el paciente puede pensar que sus síntomas se aliviaron gracias al tratamiento que probó recientemente. Las «curas coincidentales» provocan confusión y hacen que cualquier tratamiento parezca ser más eficaz de lo que es en realidad. Los síntomas de la osteoartritis también varían por motivos poco claros: los cambios pueden producirse después de usar una articulación con más vigor de lo usual, o quizá no exista una causa reconocible. Debido a estas variaciones, es más difícil evaluar la terapia, ya sea de tipo tradicional o complementario.

Muchas prácticas de medicina complementaria son aceptadas por recomendación de personas que las utilizan y creen que son testigos de su eficacia. Algunos de estos métodos se han empleado durante siglos; otros son el producto de corrientes nuevas, ajenas a las investigaciones científicas convencionales.

Otro hecho importante sobre la medicina complementaria es que en su mayor parte se trata de una industria no regulada. A diferencia de los medicamentos tradicionales, las preparaciones herbales, las vitaminas y otros suplementos nutricionales no son regulados por la FDA. Esto significa que se venden sin que su seguridad o eficacia se haya comprobado. De manera similar, algunos practicantes de la medicina complementaria no necesitan licencia ni prueba de competencia para desempeñar esta profesión.

Esta falta de regulación hace más fácil que los practicantes y comerciantes sin escrúpulos o fraudulentos se aprovechen de las personas desesperadas que intentan obtener una cura a cualquier costo.

Cómo evaluar la medicina complementaria

Con el fin de ayudar a que los consumidores y profesionales de la salud recopilen información, los Institutos Nacionales de Salud (*National Institutes of Health*) establecieron la Oficina de Medicina Alternativa (*Office of Alternative Medicine*). Esta agencia y otros expertos aconsejan a los consumidores seguir varios pasos antes de intentar cualquier terapia complementaria.

1. Investigue lo que se sabe sobre la seguridad y eficacia de cualquier medicina o terapia complementaria. Es decir, busque información sobre las ventajas y desventajas, riesgos, efectos secundarios, resultados esperados y duración del tratamiento. Puede comenzar preguntando a su proveedor de cuidados para la salud o buscando literatura científica objetiva en la biblioteca pública o en las bibliotecas de las universidades, en los Institutos Nacionales de la Salud o utilizando las fuentes de Internet.

También puede conversar con otras personas que padezcan artritis y hayan intentado el tratamiento, aunque quizá constituyan una fuente de información menos objetiva. Recuerde que sus testimonios no comprueban qué tan seguro o eficaz será el tratamiento para usted.

2. Investigue qué experiencia tiene el practicante o vendedor asociado con determinado tratamiento. Del mismo modo que cuando elige un médico, usted debe examinar la competencia profesional de cualquier persona que le ofrezca un tratamiento de medicina complementaria. Si está trabajando un practicante con licencia, solicite información sobre su preparación en los comités médicos locales y estatales e investigue si se han presentado demandas en su contra.

Fundamentos de la investigación científica

En la mayoría de las investigaciones médicas diseñadas para evaluar algún medicamento nuevo u otra forma de tratamiento, es preciso llevar a cabo pruebas aleatorias controladas. En este tipo de estudios, los participantes son asignados al azar a dos o más grupos. Un grupo recibe la nueva terapia y el otro recibe un placebo (una sustancia que no tenga efecto conocido sobre la afección que se estudia). Durante el estudio, ni los participantes ni los médicos saben quiénes están recibiendo la terapia que se estudia. Por eso, este método permite obtener resultados objetivos.

Si va a comprar algún producto en una tienda, investigue en la Procuraduría Federal del Consumidor si se han presentado demandas contra la compañía que lo fabrica.

3. Calcule el costo total del tratamiento. Como muchos métodos complementarios no están cubiertos por los seguros tradicionales de salud, es fundamental comprender todos los costos asociados con el tratamiento.

4. Hable con su médico: algunos tratamientos pueden interferir con los medicamentos que esté tomando o modificar otras afecciones de salud que usted padezca. Probablemente no le sea fácil conversar con su médico al respecto si él no cree en las prácticas de medicina complementaria, pero es fundamental que tenga buena comunicación con él, en particular si está tomando medicamentos o se está sometiendo a otros tratamientos.

5. No sustituya un tratamiento de eficacia comprobada por uno alternativo no probado. No decida por cuenta propia dejar de usar sus medicamentos o de seguir sus tratamientos.

No suponga nada

La medicina complementaria es un campo que se desarrolla con rapidez y quizá ofrezca algunos métodos nuevos para tratar la artritis; sin embargo, como sus productos y servicios forman parte de una industria no regulada, no se puede suponer nada con respecto a su seguridad y eficacia. Infórmese de los posibles riesgos y beneficios asociados con un tratamiento dado antes de usarlo y después hable con su proveedor de servicios para la salud y piense cuidadosamente lo que va a hacer.

A medida que la popularidad de la medicina complementaria aumenta, es probable que algunos de estos métodos sean tema de investigación científica ortodoxa, logrando así borrar los límites entre lo que se considera complementario y lo convencional.

Capítulo 10

Posibles tratamientos
prometedores

*E*s cierto que nadie parece estar a punto de descubrir una cura para la artritis y además, no es un secreto que los tratamientos que se emplean para aliviar los síntomas de la artritis tienen beneficios limitados y producen efectos secundarios significativos.

La buena noticia es que los investigadores están comenzando a comprender con más claridad los factores que desencadenan los síntomas de la artritis y hacen que éstos continúen. Aunque no se tiene una cura a la vista, los científicos han efectuado progresos significativos en varias áreas importantes de investigación. Cuando los médicos comprendan la relación entre la genética, los cambios moleculares específicos y las respuestas inmunes, podrán tratar la artritis y otras enfermedades con más eficacia.

En este capítulo describimos las tendencias prometedoras en la investigación de la artritis y las nuevas herramientas diagnósticas, medicamentos, modificaciones en el estilo de vida, operaciones y otros tratamientos que están siendo estudiados en la actualidad.

Medicamentos

Alivio más seguro del dolor

Aunque muchos analgésicos y fármacos antiinflamatorios que se adquieren sin receta son eficaces, pueden irritar el recubrimiento estomacal e intestinal y llegar a provocar úlceras, e incluso hemorragia grave. Esto significa que los antiinflamatorios comunes, como la aspirina y el ibuprofeno, no pueden ser empleados por todas las personas, razón por la cual los investigadores están estudiando actualmente un nuevo tipo de medicamentos, llamados inhibidores COX-2, que quizá sean menos dañinos para el estómago.

Los inhibidores COX-2 son semejantes a los fármacos antiinflamatorios no esteroides (AINE) que se emplean ampliamente para el tratamiento de la artritis. Tanto los AINE como los inhibidores COX-2, que han sido estudiados y de reciente aparición en el mercado, fueron diseñados para suprimir la enzima llamada ciclooxigenasa, o COX, la cual desencadena la inflamación articular y el dolor.

Los AINE trabajan contra dos versiones de enzima COX presentes en el cuerpo: la COX-1 y la COX-2. Sin embargo, los expertos creen actualmente que es probable que los AINE ocasionen problemas estomacales, renales e intestinales, entre otros porque suprimen a la COX-1, la enzima que protege el recubrimiento estomacal. Los inhibidores COX-2 trabajan específicamente suprimiendo únicamente a la COX-2, enzima que participa en el proceso inflamatorio.

Dónde encontrar más datos sobre los inhibidores COX-2

Al mandar a la imprenta la presente obra en español, la Administración de Alimentos y Fármacos (*Food and Drug Administration*) ya aprobó el celecoxib, un inhibidor COX-2, el primero de esta nueva clase de potentes analgésicos para la artritis en salir al mercado. El celebrex es fabricado por la unidad Searle de la Corporación Monsanto y es vendido por Pfizer. Otras compañías también están fabricando inhibidores COX-2, incluyendo Merck & Co., Glaxo Wellcome PLC, Johnson & Johnson, los laboratorios Roche y Boehringer Ingelheim.

Para encontrar la información más reciente sobre inhibidores COX-2, visite el Mayo Clinic Health Oasis (Oasis de Salud de la Clínica Mayo) en www.mayohealth.org.

Estas nuevas «sustancias para combatir la inflamación» y aliviar el dolor parecen prometedoras para controlar el dolor con pocos efectos secundarios. Los medicamentos COX-2 salieron a la venta después de que los investigadores llevaron a cabo amplios estudios para determinar si provocan algún tipo de reacción adversa inesperada.

Es importante ser consciente de que algunos de estos medicamentos son recomendables únicamente para personas con osteoartritis y otros solamente para quienes padecen artritis reumatoide. Quizá se descubran otros fármacos novedosos adecuados para ambas afecciones, e incluso para otros tipos de artritis. Además, aunque muchos de los medicamentos nuevos no curan la artritis, aparentemente sirven para reducir el dolor que ésta ocasiona.

Antibióticos

Los científicos continúan explorando la posibilidad de que algún tipo de infección desencadene el inicio de la artritis reumatoide. En caso afirmativo, tal vez se pueda tomar algún antibiótico para evitar la enfermedad.

Basándose en esta teoría, algunos investigadores están realizando pruebas para determinar si los antibióticos suprimen la progresión de la enfermedad y alivian sus síntomas.

La mayoría de los tipos más comunes de artritis no son ocasionadas por la presencia en la articulación de bacterias que provoquen inflamación. Sin embargo, las investigaciones han demostrado que ciertos antibióticos pueden ayudar en ciertos tipos de artritis, porque suprimen algunas enzimas y proteínas que se sabe ocasionan inflamación.

La minociclina es un antibiótico que también puede ayudar a las personas con artritis reumatoide en las primeras etapas; habitualmente se utiliza para tratar el acné, pero aparentemente proporciona alivio de la inflamación articular, la rigidez y el dolor. Igual que otra sustancia similar llamada doxiciclina, la minociclina es un antibiótico que parece bloquear las enzimas (llamadas metaloproteinasas) que destruyen el cartílago en el interior de las articulaciones. Los investigadores piensan que este fármaco puede hacer más lentos los daños articulares o prevenir en casos de osteoartritis y artritis reumatoide.

Es necesario realizar más investigaciones para determinar si estos medicamentos funcionan por su actividad como antibióticos o por algún otro proceso. También es preciso identificar qué personas se pueden beneficiar más con su uso y cómo usarlos con seguridad junto con otros medicamentos para la artritis.

Fármacos que impiden daños articulares e inflamación

Los científicos están trabajando para identificar las células específicas que participan en la artritis y ciertas proteínas celulares llamadas «citocinas» que contribuyen a dicha enfermedad. Las citocinas son sustancias fabricadas y liberadas por las células, que pueden influir en otras células desencadenando inflamación y degeneración articular. ¿Por qué es importante este proceso? Ahora que han aislado varias sustancias desencadenantes, los investigadores están desarrollando medicamentos que impiden que las células produzcan estas proteínas o, incluso, que las destruyan.

Quizá estos medicamentos constituyan nuevas armas potentes contra la artritis porque están diseñados para ir más allá del alivio de los síntomas y detener realmente los daños y la inflamación articular. En la siguiente fase de investigación se estudiarán los efectos a largo plazo y la seguridad de estos medicamentos. Los médicos necesitan saber si dichos fármacos proporcionan beneficios en todas las etapas de la enfermedad y también si son seguros y no producen efectos secundarios graves tardíos.

Los medicamentos que tienen como blanco o bloquean a las citocinas, tienen diversas presentaciones, incluyendo píldoras y vacunas. Uno de los medicamentos más conocidos de este tipo fue diseñado para bloquear la producción de una citocina llamada factor de necrosis tumoral (TNF, por sus siglas en inglés).

El TNF fue encontrado por primera vez en células cancerosas, pero también está presente en otros tipos de células y actúa como agente inflamatorio en la artritis reumatoide. Estudios realizados en personas con artritis reumatoide crónica han demostrado que los medicamentos «anti-TNF» pueden ayudar a reducir el dolor, la rigidez matutina y la sensibilidad o la inflamación articular.

Si identifican citocinas similares al TNF, los médicos podrán desarrollar tratamientos más individualizados y eficaces para la artritis reumatoide. Por ejemplo, quizá sea posible tomar una muestra (una biopsia) de tejido de la articulación afectada para identificar las diversas citocinas que provocan la afección. Entonces el médico podrá prescribir una medicina que tenga como blanco directo a esas citocinas en particular.

El etanercept (Enbrel) fue aprobado recientemente por la Administración de Alimentos y Fármacos (FDA, *Food and Drug Administration*) y funciona enlazándose con la proteína TNF antes de que cause daños articulares. El remicade es otro bloqueador del TNF.

Vacunas preventivas

Cierto tipo de leucocitos, llamados células T, probablemente desencadenen una respuesta del sistema inmunológico que, posteriormente, conduzca a destrucción articular en la artritis reumatoide. De ser así, una vacuna permitiría suprimir la actividad de las células T, evitando la artritis reumatoide.

Se han probado vacunas de células T en animales con diversas afecciones inmunes, pero aún es necesario comprender qué tipos específicos de células T funcionan mal en las personas con artritis reumatoide.

Terapia de reemplazo con estrógenos

Todo mundo sabe que los estrógenos reducen el riesgo de enfermedades cardiovasculares y osteoporosis. Los investigadores informan que las mujeres que actualmente usan terapia de reemplazo de estrógenos (TRE) probablemente también queden protegidas contra la osteoartritis de la cadera. En un estudio realizado en más de 4, 000 mujeres, se observó que quienes usaban TRE corrían menor riesgo de padecer osteoartritis de la cadera que quienes no usaban esa terapia.

Como la osteoartritis se hace tan prevalente tras la menopausia, cuando los niveles de estrógeno se reducen, los médicos sospecharon desde hace tiempo que el agotamiento de estrógenos desempeña un papel en el desarrollo de esta enfermedad. Aunque no saben por qué los estrógenos son protectores, los investigadores sospechan que modifican los factores que participan en la formación y descomposición natural de huesos y cartílagos.

¿Es conveniente tomar estrógenos para evitar la osteoartritis? Se requieren más estudios al respecto. Si usted ya emplea estrógenos para aliviar los síntomas relacionados con la menopausia, como los bochornos, quizá obtenga más beneficios de los que esperaba.

Un término que probablemente escuchará con más frecuencia

¿Es importante controlar el crecimiento de vasos sanguíneos para el tratamiento de la artritis reumatoide? Es probable.

El término «angiogénesis» se emplea para describir el proceso de crecimiento de los vasos sanguíneos. Diversos investigadores están tratando de comprender y controlar mejor este complejo proceso.

La mayoría de los trabajos más recientes se han enfocado al cáncer. Los tumores no pueden crecer hasta un tamaño que ponga en peligro la vida a menos que se encuentren adecuadamente nutridos por la sangre y, por lo tanto, desprenden sustancias llamadas factores angiogénicos que promueven el crecimiento de diminutos vasos sanguíneos.

En la artritis reumatoide, el crecimiento excesivo de vasos sanguíneos contribuye al daño de las articulaciones. Si se desarrollan fármacos que controlen el crecimiento de los vasos sanguíneos, se podrán evitar o minimizar los daños.

En el futuro, el término «anti-angiogénesis» se empleará para referirse a una estrategia para tratar cáncer, artritis reumatoide, psoriasis y enfermedades oculares como glaucoma y retinitis pigmentosa.

Si no toma estrógenos, puede ayudar a prevenir la osteoartritis manteniendo un peso saludable, haciendo ejercicio y evitando las lesiones articulares.

Los genes

Los genes forman parte de los cromosomas y determinan el color del cabello, la estatura, el color de los ojos y muchas otras características. Por eso, los investigadores intentan determinar qué genes hacen que las personas sean más susceptibles a la artritis y qué genes combaten esta enfermedad. Ya lograron identificar un defecto genético que acelera la desintegración del cartílago.

Si usted tiene estos defectos genéticos, ¿llegará a padecer artritis? No necesariamente. Parece ser que los genes son tan sólo uno de los diversos factores que ocasionan la enfermedad. Sin embargo, es importante determinar qué tan comunes son estos defectos y si existe la posibilidad de prevenirlos.

Cuando determinen el gen causal, los investigadores esperan desarrollar una prueba para detectar a las personas con riesgo de padecer artritis. Quizá esta prueba permita que las personas tomen medidas para minimizar su riesgo y soliciten tratamiento médico en etapas tempranas. Muchos médicos piensan que un diagnóstico temprano y el tratamiento oportuno son herramientas cruciales para prevenir los daños articulares permanentes.

Terapia génica

Determinados genes dirigen a células del cuerpo para fabricar sustancias que reducen la inflamación, afectan la respuesta inmune del organismo o ayudan a proteger las articulaciones. El objetivo de la terapia génica es aumentar la producción de estos enemigos naturales de la artritis.

Quizá estos genes detengan la descomposición del cartílago o estimulen el crecimiento de más células formadoras de cartílago. La terapia génica, para algunos tipos de artritis, consiste en aportar un gen saludable al organismo con el fin de reemplazar al gen defectuoso. Para tratar otros tipos de artritis quizá la terapia génica ayude a bloquear la acción de algún gen dañino.

Gran parte de estas investigaciones se encuentran aún en etapas tempranas y, aunque los investigadores han identificado varios genes útiles, aún es necesario determinar en qué sitios y de qué manera proporcionan beneficios protectores. Los expertos en artritis tienen la esperanza de que este tipo de tratamientos produzca menos efectos secundarios que los medicamentos con que se cuenta en la actualidad.

El Proyecto del Genoma Humano es un gran esfuerzo para definir la constitución genética total de los seres humanos. Los científicos esperan que estos conocimientos ayuden a identificar el funcionamiento genético anormal en la artritis y en otras enfermedades y aceleren el desarrollo de tratamientos más eficaces.

Estilo de vida

Nutrición

Si consume gran variedad de alimentos y mantiene un peso saludable, podrá afrontar la artritis. Aunque no se ha comprobado que determinados alimentos la ocasionen o la prevengan, las vitaminas y otros nutrientes en las frutas y verduras atraen la atención de los médicos que practican la medicina tradicional y de quienes practican la medicina complementaria (alternativa).

Los antioxidantes son vitaminas que se encuentran de manera natural en el organismo y en ciertos alimentos, como las frutas y verduras. Dichas vitaminas neutralizan a sustancias potencialmente dañinas llamadas radicales libres, las cuales son el resultado del metabolismo celular normal. Los científicos consideran que los daños producidos por los radicales libres probablemente contribuyan a afecciones del tipo de la artritis, el cáncer y las enfermedades cardiovasculares.

Actualmente, los investigadores se plantean dos preguntas importantes con respecto a los antioxidantes y la artritis: ¿corre mayor riesgo de padecer artritis la persona que no consume suficientes antioxidantes? y ¿es posible prevenir la artritis o hacer más lenta su progresión incrementando el consumo de antioxidantes?

Investigación genética

Probablemente haya observado que la identificación de genes siempre se publica en los encabezados del periódico y que los artículos al respecto contienen términos y acrónimos complicados: ADN, proteínas, enzimas, células, familiar y no familiar. El vocabulario genético en realidad comienza con cuatro letras: A, T, C y G, que representan a las moléculas adenina, timina, citosina y guanina, las cuales forman parte del ácido desoxirribonucleico (ADN) y son las unidades constitutivas de la vida. Estas unidades constitutivas contienen el código que indica a las células exactamente qué proteínas deben fabricar. En cada gen humano hay cientos de miles de dichas unidades enlazadas entre sí en un orden preciso.

El Proyecto del Genoma Humano, patrocinado por los Institutos Nacionales de Salud (*National Institutes of Health*) y el Departamento de Energía de Estados Unidos (*U.S. Department of Energy*), concentra los esfuerzos de los científicos a nivel mundial para elaborar, antes del año 2005, un mapa de todos los genes que forman parte de cada ser humano (se cree que son 100,000 o más). Una vez que se conoce el orden y la ubicación de cierto gen, los científicos pueden determinar qué partes de dicho gen trabajan, o dejan de trabajar, en forma combinada para provocar enfermedades.

Para el mundo de la ciencia y la medicina, los procesos de identificar genes implican una mayor necesidad de científicos investigadores y médicos que trabajen juntos para desarrollar tratamientos contra las enfermedades genéticas. En el futuro veremos más encabezados anunciando la identificación de genes nuevos y el posible desarrollo de más terapias génicas contra enfermedades genéticas específicas.

También es de esperarse que se intensifique el debate sobre las implicaciones éticas y legales de conocer más acerca de nuestra constitución genética. La necesidad de contar con información genética será más importante y los temas como la predisposición genética a ciertas enfermedades harán surgir preguntas como las siguientes: «¿Desea saber si es portador de un gen para determinada enfermedad que puede o no desarrollarse en algún momento del futuro?» y «¿Desea saber si su hijo, que aún no nace, alberga algún gen defectuoso?».

Estos temas complican, aunque no disminuyen, la esperanza que la investigación genética ofrece para el mejor entendimiento y tratamiento de diversas enfermedades y el estudio continuo de lo que los científicos piensan que pueden ser hasta 4, 000 enfermedades hereditarias.

En un informe publicado se observó que las personas con artritis reumatoide presentaban niveles bajos de vitaminas C y E y de dos formas de vitamina A (llamadas retinol y beta caroteno) antes de desarrollar la enfermedad. Otro estudio sugiere que un consumo elevado de vitaminas C y E y beta caroteno quizá reduzca el riesgo de desarrollar osteoartritis de la rodilla, haga más lenta su progresión y reduzca el dolor en la rodilla.

Se necesitan estudios más amplios para comprobar estos supuestos beneficios para la salud y determinar qué cantidad de estas vitaminas es conveniente consumir para prevenir o tratar los síntomas de la artritis. Aunque aún no se sabe con seguridad qué papel juegan los antioxidantes, es muy conveniente incluir cantidades abundantes de frutas y verduras en la dieta.

Ejercicio

Durante años, los médicos han supuesto que la debilidad muscular se produce en forma gradual, cuando el dolor articular que provoca la osteoartritis ocasiona que las personas tengan menos actividad. Algunos investigadores están invirtiendo el proceso: sugieren que los músculos cuadríceps débiles (los músculos que se encuentran en la parte frontal del muslo) pueden poner en riesgo de que se desarrolle osteoartritis de la rodilla. Si esto es cierto, los ejercicios para fortalecer los músculos cuadríceps quizá prevengan en realidad la progresión de la degeneración de la rodilla. Para probar esta teoría, los investigadores están examinando de nuevo qué papel desempeñan los ejercicios de fortalecimiento muscular en la prevención de la osteoartritis.

Investigación basada en resultados

La investigación clínica se diseña típicamente para obtener medidas objetivas de la eficacia y seguridad de diversos tratamientos, pero a menudo pasa por alto muchos aspectos de la calidad de vida de las personas con enfermedades crónicas del tipo de la artritis.

Probablemente a usted le preocupe cuánto tiempo tendrá que dejar de trabajar o de realizar su pasatiempo favorito debido al dolor y la rigidez. Tal vez el dolor que le produce la artritis esté controlado, pero no puede disfrutar actividades recreativas ni comer sus alimentos favoritos porque los medicamentos le provocan molestia abdominal e indigestión. Para tener en cuenta éstos y otros inconvenientes que afectan el estilo de vida de las personas con artritis, los expertos están llevando a cabo lo que se llama investigación basada en resultados.

Este método de investigación examina el impacto diario y a largo plazo de afrontar los síntomas de la artritis con los tratamientos disponibles y quizá permita una mejor comprensión de las opciones de tratamiento que proporcionan más beneficios con el transcurso del tiempo y que ayudan a las personas a llevar vidas más productivas y cómodas.

Intervención quirúrgica

Se están realizando avances en muchas direcciones en lo que respecta a procedimientos quirúrgicos para el tratamiento de la artritis. El reemplazo articular continúa mejorando gracias al desarrollo de componentes diseñados para durar más y aflojarse con menos frecuencia.

Las mejores técnicas quirúrgicas permiten a los cirujanos tratar de manera más eficaz a las articulaciones afectadas retirando el tejido sinovial inflamado (mediante sinovectomía artroscópica). Otros investigadores intentan comprender cómo repara el cuerpo los cartílagos dañados.

En el proceso de trasplante de cartílago se toman células del cartílago de alguna articulación saludable, se hacen crecer en el laboratorio y se vuelven a insertar a la articulación dañada junto con una solución que estimula su crecimiento.

Actualmente los médicos emplean el trasplante de cartílago sólo para tratar áreas pequeñas de cartílago dañado. Esta técnica aún no se usa para tratar la osteoartritis o la artritis reumatoide. Dentro de 5 o 10 años es probable que se desarrollen métodos para reparar áreas más grandes; los métodos para identificar y producir sustancias que estimulan el crecimiento de cartílago saludable (factores de crecimiento de cartílago) contribuirán al avance de esta técnica.

También se están realizando investigaciones preliminares con respecto a otros tipos de trasplante de cartílago: se intentó trasplantar un cojinete de cartílago importante de la rodilla (el menisco) de un donador muerto a un paciente vivo y también se están estudiando los trasplantes de menisco sintético.

El proceso llamado trasplante de periostio parece prometedor. El periostio es una membrana gruesa que recubre la superficie del hueso, la cual también da lugar a células cartilaginosas antes del nacimiento. En este procedimiento, los cirujanos insertan células saludables de periostio en la articulación dañada y, si tienen éxito, las células trasplantadas se transforman e inician la regeneración del cartílago liso reparando así la superficie articular dañada.

Los cirujanos de la Clínica Mayo han realizado investigaciones de trasplante de periostio por varios años. Actualmente esta técnica se realiza con éxito sólo en personas jóvenes que presentan áreas artríticas pequeñas como, por ejemplo, tras sufrir una lesión en una articulación. Este tipo de trasplante aún no se emplea para tratar las articulaciones dañadas por artritis crónica, pero quizá llegue a utilizarse en un futuro.

Procedimientos no quirúrgicos

Cuando el cartílago saludable deja de amortiguar las articulaciones, los huesos rozan unos con otros, lo que provoca dolor y restricción del movimiento. Los científicos están explorando procedimientos no quirúrgicos para restaurar las superficies óseas dañadas y aliviar el dolor articular. Una opción es una sustancia sintética que recubre los extremos de los huesos para reducir el desgaste.

Los científicos también están estudiando líquidos sintéticos que simulan el líquido sinovial que lubrica las articulaciones saludables. Una técnica que ya se emplea se llama viscosuplementación y consiste en inyectar una sustancia natural similar al ácido hialurónico, el cual está presente en el, fluido de una articulación normal, en las articulaciones osteoartríticas para reducir el dolor articular.

Se están realizando pruebas en personas con osteoartritis de la rodilla, con el objeto de desarrollar un tratamiento alternativo que produzca menos efectos secundarios y beneficios más perdurables que las inyecciones de corticosteroides u otros tipos de terapia. (Para obtener más información sobre las inyecciones de hialuronato, vea el capítulo 7, pág. 107.)

Cierto tipo de trasplante de médula ósea quizá desempeñe en el futuro un papel en el tratamiento de la artritis grave. Para efectuar un trasplante autólogo de médula ósea se retira médula ósea del individuo, la cual es líquida. Se administra un medicamento a la persona para «matar» a las células que se cree ocasionan o promueven la artritis y, después de tratar la médula ósea extraída, se le inyecta de nuevo al paciente. Otro procedimiento similar –que consiste en extraer, tratar y volver a inyectar las células sanguíneas tratadas (células madre)– también parece prometedor como terapia para la artritis grave.

Quizá se desarrollen técnicas de filtración sanguínea para ayudar a las personas que padecen determinados tipos de artritis; estas técnicas son similares a la diálisis renal, con excepción de que las proteínas sanguíneas, del tipo de los anticuerpos, que pueden estar involucradas en el desarrollo de la artritis podrán eliminarse de la sangre mediante una máquina de filtración. El método se llama plasmaféresis. Una variación de este método es la columna Prosorba. En esta técnica, una sustancia (la proteína A) retira ciertos anticuerpos que participan en los procesos inflamatorios. También es posible eliminar de la sangre los leucocitos, que quizá contribuyan al dolor y la inflamación, por métodos similares.

También se están investigando diversos fármacos que alteran el sistema inmunológico, los cuales constituirán alternativas a los medicamentos que se dispone en la actualidad. Algunos se utilizarán por separado y otros en forma combinada. La sustancia llamada micofenolato (Cellcept) es un ejemplo de un nuevo tipo de fármaco que altera la respuesta inmune y que quizá esté disponible para el tratamiento, junto con otros fármacos, de la artritis reumatoide grave.

Capítulo 11

Cómo viajar si padece artritis

*L*os viajes pueden ser estresantes, aunque usted sea una persona sumamente saludable. Pero si usted padece artritis, el simple pensamiento de realizar actividades tan sencillas como llevar el equipaje, cambiar de avión o caminar distancias largas será suficiente para que permanezca en casa.

No obstante, la artritis no constituye una sentencia para vivir en la inmovilidad. De hecho, en la actualidad es más fácil que nunca viajar con una discapacidad, ya sea en viajes de negocios o de placer. En la década de 1990, leyes del tipo de La Ley para Estadounidenses con Discapacidades (*Americans With Disabilities Act*) y la Ley de Acceso a Transportes Aéreos (*Air Carrier Access Act*) impulsaron a la industria turística, desde aerolíneas hasta hoteles y barcos de crucero, a facilitar y a hacer más accesible el proceso de viajar a personas que requieren de ayuda especial. Además, diversas compañías, tanto nuevas como establecidas, reconocen un mercado cada vez mayor entre clientes con discapacidades de leves a graves, por lo que los operadores han desarrollado viajes especiales, paquetes vacacionales y actividades especiales para personas con artritis.

Por supuesto, usted también puede dar ciertos pasos para que su viaje resulte más placentero.

Planee su viaje

¿A qué lugar del mundo desea ir? Quizá siempre haya deseado visitar la Capilla Sixtina en Roma, caminar por la Costa Na Pali en Hawaii o, tal vez su compañía necesite que usted le resuelva un problema en Cleveland. La clave para que cualquier viaje tenga éxito es comenzar por planear; con la investigación adecuada, podrá explorar el mundo a sus anchas.

Naturalmente, debe ser sincero con respecto a sus capacidades: escalar rocas quizá no sea la mejor elección para una persona con limitaciones de cadera y rodilla; no obstante, podría disfrutar de una excursión en helicóptero hasta la cima de la montaña. Bajar por los rápidos en una balsa sería muy doloroso para una persona con afecciones del cuello; sin embargo, podría pasar una semana en una cabaña junto al río, observando el agua cómodamente.

Elija excursiones que permitan cierto grado de flexibilidad. Considere qué hará los días que sus compañeros de viaje planeen actividades más fuertes o se dediquen a visitas turísticas prolongadas. Recuerde que los períodos de reposo frecuentes quizá sean el ingrediente más importante para que su viaje resulte satisfactorio.

Puede tener una idea mejor del sitio al que desea viajar si prepara su viaje con cuidado. Pida información a los lugares que va a visitar. Pregunte a aquellas compañías que ofrezcan vacaciones que le resulten atractivas. Lea guías turísticas, incluyendo las dirigidas a personas con discapacidades.

Las conversaciones con personas que hayan realizado viajes similares le ayudarán a decidir a dónde desea ir y qué puede esperar al llegar ahí. No olvide consultar a su médico cuando esté planeando cualquier viaje; él podrá darle una buena idea de qué es capaz de tolerar y cómo puede lograr los objetivos de su viaje.

¿Necesita ayuda de un profesional?

Muchas personas utilizan los servicios de agentes de viajes y operadores de excursiones. En la mayoría de los casos, los agentes no cobran nada por sus servicios y estos profesionales le permitirán ahorrar tiempo y dinero.

¿Es conveniente adquirir un seguro de viaje?

Aunque algunos hoteles y aerolíneas le puedan reembolsar su dinero si usted se enferma, y les envía por escrito un resumen médico con su solicitud de reembolso, probablemente sea mejor adquirir un seguro de cancelación de viaje si usted piensa realizar un viaje costoso y cree que existe la posibilidad de que no pueda realizarlo. Solicite estas pólizas a su agente de viajes o al operador del mismo.

Revise la cobertura de su seguro médico antes de salir. Las pólizas de seguros en ocasiones incluyen los costos de las enfermedades mientras usted está de viaje, y cubren el viaje de regreso a casa si usted enferma, pero muchos planes no incluyen esta cobertura. Algunas pólizas excluyen las afecciones preexistentes, así que asegúrese de leer las letras pequeñas.

Los operadores de excursiones en general combinan varios componentes del viaje, como tarifa aérea, hoteles y transportación terrestre, en un solo paquete que suele ser menos costoso de lo que pagaría adquiriendo estos servicios por separado y en el costo del paquete suelen incluir sus honorarios.

Para elegir un agente de viajes, puede comenzar pidiendo referencias a sus amigos y parientes y también puede llamar a diversas agencias y preguntar sobre su experiencia en coordinar viajes para personas con limitaciones físicas. Asegúrese de elegir un agente con quien se sienta cómodo para comentar sus necesidades particulares, y verifique si él está dispuesto a dedicar tiempo adicional para hacer los arreglos necesarios. Trate a su agente como un compañero de viaje que desea trabajar para usted, después de decidir qué es lo que desea y necesita.

Algunas personas no gustan de viajar en grupo, pero muchas personas con artritis encuentran que ésta es una manera conveniente y agradable de viajar. En su mayor parte no tendrá que ocuparse de los preparativos como tampoco de sus maletas, alimentos y transporte. Alguno de los diversos planes diseñados para personas con movilidad limitada quizá le resulte conveniente, porque suelen ser más lentos e incluyen mucho tiempo libre. Además, los planes para personas de la tercera edad en general incluyen menos visitas turísticas y se llevan a cabo a un ritmo más tranquilo. En cualquier caso, lea los detalles con cuidado para asegurarse de elegir el plan más adecuado para usted.

Reservaciones en el hotel

El sitio en que usted duerma por la noche será de suma importancia para sus vacaciones o viaje de negocios, de manera que tenga en cuenta sus necesidades físicas al elegir el alojamiento. Muchas cadenas grandes de hoteles publican directorios gratuitos que describen sus habitaciones especiales, pero asegúrese de especificar lo que necesitará con suficiente antelación, y siempre obtenga confirmación por escrito de los arreglos garantizados.

Seguramente deseará saber más sobre el sitio en que va a hospedarse. Por ejemplo, quizá necesite saber qué tan lejos le quedará el centro de convenciones, el restaurante, la alberca o la playa; dónde están ubicados los elevadores; si los baños tienen pasamanos; si las personas con limitaciones físicas pueden emplear el transporte del hotel; si las llaves de baño y las manijas de las puertas son alargadas en vez de redondas y difíciles de agarrar; y la disponibilidad de servicios de lavandería y de servicio al cuarto, en caso necesario. Quizá también desee preguntar sobre estacionamiento para discapacitados, salidas en caso de incendio y rampas de acceso.

En muchos casos los hoteles están equipados para ofrecer servicios y entretenimientos especiales, como excursiones por la ciudad en camionetas accesibles, cojines eléctricos en caso de recaídas inesperadas de la enfermedad o *spas* con *jacuzzi*. Se recomienda que pregunte todo lo que le venga a la mente antes de hacer sus reservaciones.

Además, no tiene que limitarse exclusivamente a las principales cadenas de hoteles, ya que un número cada vez mayor de casas de huéspedes, posadas y otros albergues alternativos reciben actualmente viajeros con discapacidades. La mayoría de las casas de huéspedes cuentan con guías que indican las habitaciones accesibles. Pida toda la información que considere necesaria antes de viajar.

Qué debe llevar consigo

Recuerde que es conveniente llevar pocas cosas. Éste es un buen consejo para todas las personas que viajan, pero en particular para quienes padecen artritis. Esto significa que debe planear con cuidado lo que lleva para contar con los cambios de ropa necesarios y además llevar los artículos importantes para controlar su artritis. No olvide llevar los instrumentos de ayuda que ocupe a diario, como asiento elevado para inodoro, bastones largos para recoger cosas, almohadas especiales o un cojín eléctrico. Si usted lleva aparatos eléctricos y viaja a otro país, quizá necesite llevar un adaptador de voltaje o un enchufe especial.

Emplee equipaje ligero con ruedas o con correas para el hombro, de modo que sea fácil de mover. Verifique si habrá maleteros y taxistas en los sitios donde usted los necesite y pida que le lleven el equipaje siempre que sea posible. Al llegar al aeropuerto, deposite sus maletas en el módulo de equipaje y recuerde llevar cambio o billetes de baja denominación para dar propina a las personas que le ayuden.

Verifique siempre las condiciones climáticas del sitio adonde se dirige para contar con ropa adecuada. Lleve prendas que pueda usar sobre otras para adaptarse con facilidad a los cambios de clima.
En la mayoría de los casos es recomendable usar ropa holgada que permita un máximo de movimientos con libertad. No olvide llevar consigo filtro solar, gafas para el sol, un sombrero de ala ancha y zapatos cómodos.

Al empacar sus medicamentos, llévelos en sus recipientes originales y en cantidades suficientes para que le duren todo el viaje. Es recomendable que guarde sus medicinas en el equipaje de mano en caso de que se pierdan las maletas depositadas, aunque algunos viajeros acostumbran llevar duplicados de sus medicinas en las maletas. Si sus medicamentos deben estar en un sitio fresco, el personal de la mayoría de los trenes y aerolíneas con gusto los colocará en el refrigerador, aunque quizá sea más conveniente que usted los lleve en un termo o algún recipiente similar.

Junto con sus medicamentos, lleve copias de sus recetas, anote el nombre, teléfono y número de fax de su médico e incluya un resumen de su historia médica y una lista de los medicamentos que emplea. Es buena idea dejar una copia de esta información en casa de algún amigo o pariente, en caso de que usted no pueda ponerse en contacto con su médico. También es conveniente que use un brazalete o un collar de alerta médica si padece otros problemas de salud además de artritis.

El viaje en avión

Cuando se aprobó la Ley de Acceso a Transportes Aéreos (*Air Carrier Access Act*), las aerolíneas y terminales estadounidenses efectuaron diversas modificaciones para mayor comodidad de los discapacitados. Una vez aprobada la ley, en 1986, el Departamento de Transporte (*Department of Transportation*) propuso nuevas regulaciones que impiden la discriminación de pasajeros discapacitados y describen las responsabilidades de los viajeros, las personas que les proporcionan servicios de viaje y los operadores y contratistas de los aeropuertos. Las reglas para personas con artritis implican más tiempo para abordar, estacionamiento accesible en la terminal y baños accesibles, entre otras cosas.

Sugerencias fundamentales para empacar

- Empaque el mínimo posible. Prepare todas las cosas esenciales y después deje la mitad de ellas en casa.
- Emplee una maleta ligera con ruedas resistentes, manija telescópica y correa para el hombro. Esto le permitirá un máximo de flexibilidad. Aunque usted no coloque su equipaje en el compartimiento para pasajeros, el equipaje de mano con ruedas es práctico y ligero y le ayudará a llevar consigo una cantidad limitada de cosas.
- Lleve una almohada si padece problemas del cuello. Puede comprar una almohada pequeña que quepa dentro de su equipaje o enrollar una toalla para adaptarla su cuello asegurando el extremo libre con cinta adhesiva.
- Las lociones, aceites y geles mentolados son muy convenientes para aplicar automasajes rápidos entre una y otra actividad turística.
- La mayoría de las aerolíneas permiten que los pasajeros lleven consigo dos piezas de equipaje de mano y las sillas de ruedas plegables tienen prioridad con respecto a los demás artículos.
- Las aerolíneas permiten llevar dos piezas de equipaje, pero el equipo médico, como sillas de ruedas, baterías adicionales, cargadores de baterías y equipo necesario, no están incluidos en este límite y son transportados sin costo adicional. Asegúrese de que las bolsas o cajas contengan exclusivamente suministros médicos y nada más.

Sin embargo, usted también debe hacer su parte: cuando efectúe reservaciones en una aerolínea, indique siempre sus necesidades especiales, como el tipo de dieta, el asiento, o la capacidad de almacenamiento que necesita si usa dispositivos de ayuda de gran tamaño. Requerirá tiempo adicional para llegar al aeropuerto, solicitar una silla de ruedas o algún otro transporte si lo necesita y registrar su equipaje hacia su destino final.

En general, las aerolíneas están menos congestionadas entre semana, lo cual facilitará su viaje. Las personas que efectúan las reservaciones también pueden recomendarle qué vuelos están menos llenos.

Si necesita cambiar de avión, investigue si también será necesario que cambie de terminal. En caso afirmativo, pregunte si hay algún transporte entre las terminales y, si no es el caso, solicite sugerencias para realizar el transbordo.

El viaje en tren

Los trenes generalmente constituyen una opción de transporte ideal. En toda Europa el viaje en tren es fácil y accesible e incluye facilidades para los viajeros discapacitados. Sin embargo, debe tener en cuenta que, según el dominio que tenga del idioma extranjero, puede tener dificultades para obtener exactamente la ayuda que necesita. En Estados Unidos, *Amtrak* ofrece ayuda especial y tarifas reducidas a pasajeros discapacitados.

Para efectuar reservaciones en *Amtrak*, solicite que le comuniquen con el escritorio de servicios especiales. Ahí podrá solicitar un asiento de fácil acceso, ayuda para abordar y comidas especiales. La mayoría de las estaciones de ferrocarril cuentan con personal para transportar el equipaje y ayudar a los pasajeros desde la entrada de la estación hasta el tren. Si tiene problemas para caminar, *Amtrak* puede suministrarle una silla de ruedas. La mayoría de las estaciones cuentan con elevadores para silla de ruedas, pero es necesario solicitarlos 24 horas antes.

Además, hay servicios de ayuda complementarios en las principales estaciones. Usted podrá dar la propina que juzgue conveniente. Asegúrese de que le den un boleto por cada maleta que registre. Como es lógico, los trenes de lujo de *Amtrak* son los que ofrecen más facilidades. Por ejemplo, todos los trenes *Superliner* incluyen asientos de fácil acceso en el nivel más bajo y dos tipos de facilidades para dormir.

El viaje en autobús

Viajar en autobús también se ha facilitado en la década de 1990, y un número mayor de ciudades han modificado sus terminales agregando baños para discapacitados, entradas más amplias y pasamanos. Sin embargo, la mayoría de los pasillos de los autobuses no son suficientemente anchos como para que pase una silla de ruedas. Si usted la necesita o tiene problemas para subir las escaleras, haga arreglos de antemano con el servicio de clientes para obtener ayuda para subir y bajar del autobús.

Como el viaje en autobús suele ser más lento, es conveniente que programe sus viajes entre semana, cuando viajan menos personas. Además,

Ejercicios de margen de movimiento para viajeros

En caso de que realice un vuelo prolongado y se empiece a sentir muyrígido, puede intentar estos ejercicios sencillos sin moverse de su asiento:

- Encoja los hombros
- Haga círculos con los tobillos
- Gire la cabeza
- Gire las muñecas
- Junte las manos como si estuviera rezando
- Apriete los glúteos

Encontrará más ejercicios de este tipo en *Arthritis: What Exercises Work* (St. Martin's Press, 1995) por Dava Sobel y Arthur C. Klein; *Arthritis: Stop Suffering, Start Moving* (Walker Publishing, 1995) por Darlene Cohen o *Exercise and Your Arthritis*, de la oficina local de la Fundación para la Artritis (*Arthritis Foundation*).

evite los viajes con muchos transbordos. Lleve consigo una almohada y bocadillos nutritivos, como fruta fresca, verdura cruda, galletas sin sal y mantequilla de cacahuate o queso de bajo contenido graso. Mantenga a la mano sus medicamentos y agua para beber.

El viaje en automóvil

Al viajar en automóvil disfrutará de más libertad que en otros tipos de transporte: podrá detenerse cuando lo desee, tendrá más espacio para estirarse y podrá llevar consigo todo lo que quepa en su automóvil.

Este tipo de viaje puede hacerse aún más placentero. Asegúrese de detenerse con tanta frecuencia como le sea posible para bajar del auto y estirarse y caminar un poco. Mantenga sus medicamentos, bocadillos, mapas, equipo de emergencia y objetos de primeros auxilios en el auto y considere llevar consigo un teléfono celular. Quizá este teléfono no funcione bien si viaja a otros países, pero puede alquilar uno al llegar a su destino. Efectúe sus reservaciones de hotel o de motel por adelantado, o deténgase a una hora temprana para encontrar un sitio donde pasar la noche. Procure no cansarse en exceso antes de haber encontrado el sitio donde vaya a pernoctar.

Al alquilar un automóvil, elija características que faciliten su conducción , como dirección y frenos de las puertas, ventanas eléctricas, control de crucero, manijas que se abran hacia arriba, espejos laterales en ambos lados que pueden moverse eléctricamente y llave de encendido que pueda alcanzarse con comodidad. Para obtener un automóvil con estas características especiales quizá necesite efectuar su reservación con cuatro a seis semanas de antelación.

El viaje en barco

El viaje en crucero quizá le resulte muy agradable. En los últimos años, se han realizado modificaciones importantes en el diseño de los barcos, como pasillos, puertas y elevadores más anchos y camarotes accesibles para quienes viajan en silla de ruedas. También cuentan con dietas especiales y planes de ejercicio. Antes de reservar en una línea de cruceros determinada, es recomendable que formule todas las preguntas que le vengan a la mente sobre el diseño del barco y su grado de accesibilidad. Probablemente desee reservar un camarote cerca de los sitios a los que piensa asistir, aunque tendrá que decidir si prefiere estar cerca de los restaurantes, de las albercas o de los asoleaderos.

Si cree que habrá dificultades para abordar o desembarcar, elija un crucero que realice pocas paradas, o planee permanecer a bordo disfrutando del ambiente del barco mientras otros pasajeros bajan a la playa. Actualmente hay muchos planes de cruceros para descanso, y en las excursiones a la playa se toma en consideración a las personas que se mueven con lentitud. La mayoría de los barcos cuentan con médico a bordo, aunque sus farmacias son limitadas. Es recomendable que lleve consigo más medicamentos de los que necesitará durante el viaje.

Viaje alrededor del mundo

La mayoría de los países cuentan con servicios específicos diseñados para viajeros que requieran de ayuda especial. Bien que viaje a Australia o Italia, a Venezuela o a Singapur, encontrará que los profesionales turísticos se esforzarán para ayudar a que su viaje sea más fácil. Muchos de ellos tienen folletos y sitios en Internet en donde se puede consultar más sobre los servicios en cada país.

Además, la Asociación Internacional para Ayuda Médica a Viajeros (*International Association for Medical Assistance to Travelers*) ofrece un paquete de información gratuito que describe sus servicios, los cuales incluyen información climática y sanitaria locales, además de orientación sobre enfermedades internacionales y requisitos de inmunización. La organización Asistencia Internacional para Viajes (*Travel Assistance International*) proporciona referencias médicas las 24 horas a aquellos viajeros que están a más de 150 kilómetros de su hogar.

Aunque los cuidados para la salud han mejorado en muchos destinos mundiales, asegúrese de llevar suficientes medicamentos cuando viaje a otro continente y tome las cosas con calma, para que no necesite consultar al médico por alguna recaída habitual de su afección o por otra condición pasajera.

La silla de ruedas de la hermana Gertrudis

Mi silla Amigo de tres ruedas tiene batería eléctrica y no avanza a más de 7.5 kilómetros por hora. Pero cierto día de septiembre, un oficial de la policía francesa me detuvo por ir demasiado rápido.

Yo iba de regreso al hotel tras asistir a la iglesia de Nuestra Señora de Lourdes, construída en un valle de los Pirineos para conmemorar la aparición de la Virgen María en 1858. Los peregrinos asisten a este sitio para curarse de cuerpo y alma. Estaba lloviendo cuando salimos de la iglesia, y yo temía que el agua dañara mi silla Amigo. Así que me apresuré a regresar al hotel, situado a menos de un kilómetro de distancia. Pero delante de mí había una larga fila de 20 o más personas en sillas de ruedas, avanzando con lentitud. Así que me salí a la carretera para rebasarlas. En ese momento el oficial de policía levantó la mano para detenerme y sacó su talonario de infracciones. Se veía muy serio.

Supuse que debí haber seguido a las otras sillas de ruedas sin rebasarlas, pero afortunadamente una señora de mi grupo de viaje que hablaba francés platicó con el oficial y no sé qué le dijo, pero él sonrió y me indicó con la mano que continuara, sin darme la infracción.

Varios meses antes, cuando comenté con mis amigos que viajaría a Lourdes para hacer realidad el sueño de toda mi vida, me dijeron que sería imposible. Yo tenía 73 años de edad y me había sometido a un reemplazo de rodilla a causa de los daños producidos por la osteoartritis. Usaba soportes ortopédicos en las rodillas, la espalda y el cuello y necesitaba mi silla Amigo para desplazarme más de algunos metros, pero encontré una compañía que se especializa en viajes para personas discapacitadas y obtuve sugerencias para viajar de diversas fuentes, como la Fundación para la Artritis (Arthritis Foundation), la Clínica Mayo y los fabricantes de mi silla de ruedas.

Con mi silla Amigo pude trasladarme por los aeropuertos y viajar por las aceras de las calles de Lourdes, deteniéndome en los cafés al aire libre y, una vez, subí por una empinada colina hasta llegar a una capilla. Incluso realicé una visita adicional de tres días a París y viajé en tren por más de seis horas a través de la bella campiña.

Tuve algunas sorpresas desagradables, como ascensores de autobuses que no siempre funcionaban. Pero me propuse disfrutar el viaje. Y lo logré.

Hermana Gertrude Ann Theisen
Rochester, Minnesota

Sin importar a dónde se dirija, ya sea Nueva Inglaterra o Nueva Zelanda, tome todas las precauciones razonables para asegurar su salud, bienestar y seguridad y, después, relájese y disfrute: podrá viajar con comodidad aunque padezca artritis.

Organizaciones que pueden ser de ayuda

Infórmese de las que existen en su país o consulte en la Internet.

Cómo encontrar ayuda en la Internet

- *Access-Able Travel Source* (http://www.access-able.com) proporciona una base de datos de servicios, relatos y enlaces para viajeros maduros y discapacitados, incluyendo alojamiento y ayuda para localizar agentes de viajes.
- *Disability Travel and Recreation Resources* (http://www.eskimo.com/~jlubin/disabled/travel.htm) contiene una colección completa de enlaces a sitios que incluyen información de todo tipo, desde compañías de viajes hasta líneas de crucero.
- *Global Access* (http://www.geocities.com/Paris/1502) es una revista electrónica que incluye una lista de enlaces para viajes de discapacitados y también sugerencias informativas y una guía de recursos para el viajero discapacitado.
- *Sympatico Travel* (http://www.ntl.sympatico.ca/Contents/Travel/Features/disabled.html) incluye diversas conexiones, entre ellas cadenas hoteleras, revistas electrónicas y opciones poco comunes para viajeros discapacitados, como buceo y esquí.

Existen diversas agencias de viajes, operadores de excursiones, publicaciones y organizaciones que proporcionan datos a los viajeros discapacitados. Por ejemplo, en Estados Unidos se cuenta con:

AccessAbility Travel
186 Alewife Brook Parkway
Cambridge, MA 02138-1121
617-661-9200
800-645-0001
Incluye paquetes vacacionales que tienen en cuenta las necesidades especiales de viajeros con discapacidades

Accessible Journeys
35 W. Sellers Avenue
Ridley Park, PA 19078-2113
610-521-0339
800-846-4537
Excursiones guiadas en grupo, diseñadas específicamente para personas que caminan despacio y viajeros en sillas de ruedas además de sus familiares y amigos

Cruise Planners
70 Garland Road
Nottingham, NH 02390
603-942-7191
800-801-9002
Se especializa en cruceros para
pasajeros discapacitados

Directions Unlimited Travel
720 Bedford Road
Bedford Hills, NY 1057-1527
914-241-1700
800-533-5343
Es una agencia de viaje experta en
excursiones y cruceros para
personas discapacitadas

Flying Wheels Travel
143 W. Bridge St.
P.O. Box 382
Owatonna, MN 55060-2917
507-451-5005
800-535-6790
Se especializa en viajes para
personas con discapacidades desde
1970, y cuenta con excursiones
guiadas a destinos internacionales

**International Association for
Medical Assistance to Travelers**
417 Center Street
Lewiston, NY 14092
716-754-4883
Proporciona información médica y
ayuda a viajeros domésticos e
internacionales

National Tour Association
546 E. Main Street
Lexington, KY 40508
606-226-4444
800-682-8886
Proporciona una lista gratuita de
miembros expertos en atender las

necesidades de viajeros con
discapacidades

New Mobility
23815 Stuart Ranch Road
P.O. Box 8987
Malibu, CA 90265-8987
310-317-4522
800-543-4116
Una división de La Asociación de
Discapacitados (*The Disability
Network*). Esta revista es publicada
mensualmente por Miramar
Communications, Inc.

**Society for the Advancement of
Travel for the Handicapped**
347 5th Avenue, Suite 610
New York, NY 10016
212-447-7284
Proporciona información sobre
transportes domésticos y
alojamientos en el país y en el
exterior y nombres de los agentes
de viajes y operadores de
excursiones que se especializan en
servicios de viaje para personas
discapacitadas

Travel Assistance International
1133 15th St. NW, Suite 400
Washington, DC 20005
202-331-1609
800-821-2828
Proporciona servicios de
evacuación de urgencia y
referencias médicas las 24 horas a
viajeros que se encuentren a más
de 150 kilómetros del hogar

The U.S. and Worldwide Guide to Retreat Center Guest Houses
CTS Publications, 1996
Box 8355
Newport Beach, CA 92660
714-720-3729
Incluye una lista de más de 450 centros de descanso de diversas filiaciones religiosas con habitaciones accesibles; las tarifas incluyen tres alimentos diarios

The U.S. and Worldwide Travel Accommodation Guide
Campus Travel Service
Box 5486
Fullerton, CA 92838-0486
800-525-6633
Habitaciones accesibles disponibles en campos estudiantiles y en otros sitios con tarifas muy bajas

Wilderness Inquiry
1313 Fifth Street S.E., Box 84
Minneapolis, MN 55414-1546
612-379-3858
800-728-0719
Viajes emocionantes para personas con toda clase de habilidades

---

En México existe *Mano Amiga*, un grupo sin fines de lucro de pacientes en apoyo a personas con problemas articulares. En el Distrito Federal, marque el número 5202-8668 y, desde el interior de la República, marque LADA sin costo al 01-800-711-1155.

Capítulo 12

La atritis y el trabajo

E l hecho de padecer artritis no es motivo para comenzar a planear una jubilación temprana. Si mantiene una actitud positiva (concentrándose en lo que puede en vez de en lo que no puede hacer), comenzará a descubrir soluciones creativas para las exigencias que tiene que afrontar en el trabajo. Pero su éxito en el trabajo dependerá en gran parte de mantener una actitud optimista, en creer sin lugar a dudas que puede y logrará continuar con su vida.

Uno de los primeros retos que afrontará será la decisión de revelar a su jefe y a sus compañeros que padece artritis. Muchas personas temen hacerlo, y por buenos motivos. En algunos casos, el jefe se preguntará si usted será capaz físicamente de realizar su trabajo a causa de la artritis. Las personas que no comprendan que la artritis es algo más que dolores, sean leves o fuertes, también se preguntarán si usted utiliza su enfermedad como excusa para que lo traten de manera especial. Y en algunos empleos sufrirá discriminación no declarada en forma de negación de oportunidades como, por ejemplo, promociones que usted se haya ganado y merezca, pero que no le den.

Por motivos como éstos, muchos expertos recomiendan que no comente nada sobre su enfermedad mientras pueda responder "no" a las siguientes preguntas.
- ¿Es evidente su artritis?
- ¿Necesita instalaciones o recursos especiales para realizar su trabajo?

Sin embargo, si responde "sí" a alguna de ellas, en general es mejor revelar a su jefe y compañeros que padece artritis pues, de lo contrario, quizá comiencen a pensar que usted no desempeña la parte del trabajo que le corresponde y expresarán su resentimiento por ello. Si no dice nada e intenta mantener oculta su artritis, probablemente pase por alto las señales de advertencia de su organismo y se esfuerce más allá de sus límites para no molestar a sus compañeros. Esto solamente empeorará su situación, porque incrementará el dolor y la fatiga que son tan frecuentes en las personas con artritis.

Si decide revelar a su jefe que padece esta enfermedad, programe una junta con cuidado. Seleccione un momento del día y algún día de la semana en que las distracciones y presiones de trabajo para ambos sean menores de lo habitual. Proceda a explicarle que padece artritis, dándole una breve explicación sobre la enfermedad. Si padece artritis reumatoide, puede explicarle que los accesos de dolor o el hecho de sentirse abrumado por la fatiga, constituyen indicios de que los tejidos adyacentes a las articulaciones afectadas necesitan reposo y reparación.

En esta junta plantee sugerencias sobre modificaciones que le ayuden a realizar mejor su trabajo. Necesitará efectuar algunas investigaciones para proponer estas ideas. Hable con su médico o con un terapeuta ocupacional sobre sus responsabilidades en el trabajo; estos especialistas en cuidar la salud le darán ideas para llevar a cabo ciertas tareas más fácilmente, tal vez con ayuda de dispositivos (como sillas con descansa-brazos), o le enseñarán ejercicios para aumentar su destreza y margen de movimiento para realizar cualquier tipo de movimientos repetitivos que sean necesarios.

Conozca sus derechos

Consulte la Ley para Estadounidenses con Discapacidades (*Americans With Disabilities Act*), aprobada por el Congreso de Estados Unidos en 1990. Es la ley más completa sobre derechos de las personas con discapacidades que ha sido aprobada. La artritis puede considerarse como una discapacidad según esta ley.

Dicha ley prohíbe la discriminación contra personas con discapacidades y requiere que las compañías con más de 15 empleados realicen modificaciones razonables para ayudarlas a realizar su trabajo. De hecho, si su jefe es inteligente valorará su experiencia y estará dispuesto a proporcionarle las herramientas necesarias para que realice bien su trabajo. Entre los ajustes «razonables» se encuentran los siguientes:

- Proporcionar o modificar el equipo para ayudarle a realizar sus tareas del trabajo, como por ejemplo un carrito de supermercado para llevar objetos, un teléfono de audífono en vez de un receptor que se tome con la mano, o una silla con un buen soporte para la espalda. El costo de algunos dispositivos de ayuda es deducible de los impuestos de la compañía.
- Proporcionarle una rampa si usted tiene dificultad para subir las escaleras. Si requiere de adaptaciones o equipo especial, su jefe no puede pedirle que pague por ellos. Una excepción sería si estas modificaciones resultan un inconveniente serio para su jefe y le generan gastos o dificultades significativos.

Qué es lo que constituye un "inconveniente serio" deberá ser determinado en cada caso en particular.

- Ajustar la altura de su escritorio.
- Permitirle tomar períodos de descanso.
- Modificar sus responsabilidades laborales, eliminando aquellas tareas que no pueda realizar y que no sean fundamentales para su trabajo.

Si cree que su jefe lo trata de manera injusta y no está dispuesto a efectuar modificaciones razonables para ayudarle a realizar su trabajo, puede presentar una demanda formal ante la instancia correspondiente.

Proteja sus articulaciones

Si encuentra la manera de reducir o eliminar aquellas actividades que inflaman y dañan las articulaciones, podrá trabajar por más tiempo. A continuación le damos algunas sugerencias:

- Arregle su oficina o área de trabajo para reducir la cantidad de objetos que tenga que levantar, las distancias que tenga que caminar y otros movimientos que le puedan resultar dolorosos.
- Busque la posición más cómoda para realizar su trabajo.
- Si lleva a cabo movimientos repetitivos como escribir a máquina o trabajo de ensamblaje, descanse las articulaciones afectadas cada 20 a 30 minutos estirando sus músculos. De hecho, aunque no lleve a cabo movimientos repetitivos, intente tomar un breve reposo cada media hora o cada hora aproximadamente. Cambie de posición, estírese y relájese por un minuto o dos.
- Si determinada tarea le resulta dolorosa, busque otras maneras de realizarla. Los terapeutas ocupacionales se especializan en la resolución de problemas de este tipo. Otra opción podría ser pedir a alguno de sus compañeros que le ayude a cambio de que usted realice algún otro tipo de tarea por él.
- Emplee herramientas especiales o dispositivos de ayuda que reduzcan la tensión sobre sus articulaciones: engrapadora eléctrica, servicios de dictado, extensiones en las patas de la silla (para ponerse de pie con más facilidad) y lápices y plumas con mango grueso.

Ejercicio

Si preserva la fuerza muscular en torno a sus articulaciones, esto permitirá que éstas permanezcan más estables y usted se sentirá más cómodo. Su médico y su fisioterapeuta pueden diseñarle un programa de ejercicios que le permita trabajar sobre las articulaciones que emplea con mayor frecuencia en su trabajo. Algunos de los ejercicios son tan simples e imperceptibles, que podrá realizarlos a la hora de comer o durante sus breves descansos. Por ejemplo, si utiliza mucho las manos en el trabajo, puede tomar algunos segundos para estirar los dedos, muñecas y codos lo más que le sea posible.

Relájese

El estrés en el trabajo puede agravar el dolor producido por la artritis, el cual a su vez intensificará dichas tensiones dando lugar a un ciclo difícil de romper. Una manera de escapar de él es aprendiendo técnicas de relajación. A continuación le damos algunas ideas:

- Distráigase con recuerdos felices.
- Mire por la ventana y observe algún paisaje agradable.
- Escuche música o alguna cinta con sonidos relajantes como, por ejemplo, el ruido de las olas del océano o de gotas de lluvia.
- Siéntese un rato en el exterior o dé un paseo corto.
- Recuéstese o siéntese en silencio por algunos minutos y, con los ojos cerrados, practique la respiración profunda. Después, comenzando por los dedos de los pies, apriete los músculos y proceda a relajarlos. Ascienda de este modo hasta el cuero cabelludo y después deje que su mente y su cuerpo se relajen durante un minuto. (No haga esto si la tensión muscular empeora su artritis.)

Conserve su energía

La artritis puede provocar fatiga. Usted puede colaborar a evitarla no esforzándose en exceso y realizando los proyectos más importantes en los momentos en que cuenta con más energía. Por ejemplo, si se siente mejor por la mañana y debe realizar diversas tareas a lo largo del día, haga durante la mañana el trabajo que requiera de más concentración y energía. Además, programe sus actividades de manera tal que alterne las tareas difíciles con otras más sencillas. De ser posible, tome un descanso de aproximadamente 10 minutos transcurridas algunas horas.

Trasládese a su trabajo de manera inteligente

Para algunas personas con artritis, el viaje al trabajo puede resultar doloroso, extenuante y lleno de obstáculos: tránsito estresante, conducir un vehículo no equipado para personas con restricción de movimientos, después caminar desde el distante estacionamiento de la compañía y subir las escaleras. Cada uno de ellos puede provocar recrudecimiento del dolor artrítico y consumir su energía antes de que se inicie el día de trabajo. Para evitarlo, intente lo siguiente:

- Viaje al trabajo con algún compañero de la misma empresa o alguien que trabaje la misma zona. Páguele por sus servicios o altérnese con él para manejar.
- Emplee el transporte público. Aunque esto suele ser más lento es menos agotador que manejar en tráfico pesado. En Estados Unidos, los transportes públicos deben contar con fácil acceso para personas con discapacidades, según el Acta para Estadounidenses con Discapacidades (*Americans With Disabilities Act*) y en México, hay transportes especiales para este grupo de personas.

- Si es necesario que usted maneje, instale equipo para reducir su incomodidad: un soporte para la espalda, espejos especiales o modificaciones en el volante. Algunos fabricantes de automóviles le dan un reembolso si instala esta clase de equipo en un automóvil nuevo y le proporcionan una lista de las compañías de la zona que pueden realizar este tipo de instalaciones.
- Si tiene problemas para caminar, solicite a su jefe un espacio de estacionamiento cerca de la entrada al edificio. Otro tipo de lugares públicos (como almacenes departamentales) ya cuentan con espacios de estacionamiento reservados para discapacitados.
- Si tiene dificultad para subir las escaleras, quizá necesite solicitar una rampa para entrar al edificio. También puede solicitar un espacio de trabajo cercano a la entrada.

Haga amigos a través de la computadora

Con el advenimiento de la era de la información, un número cada vez mayor de personas trabajan con computadoras. Pero trabajar frente al teclado de la computadora por períodos de ocho horas al día, agravará el dolor y la fatiga producida por la artritis.

Cuando tenga que permanecer frente a la computadora por varias horas, considere las siguientes sugerencias:

- Al estar sentado en la silla, recuéstese un poco hacia atrás para que su zona lumbar descanse contra el respaldo. Mantenga los pies planos sobre el piso, con las rodillas dobladas a 90 grados aproximadamente o un poco más. Si no logra apoyo lumbar firme en esta posición, solicite una silla que le permita ajustar el respaldo a distintas alturas y ángulos.
- Colóquese cerca del teclado, para que no tenga que estirarse para alcanzarlo. Éste debe quedar aproximadamente de 8 a 15 cm por encima de su regazo y tanto el teclado como el monitor deben encontrarse directamente frente a usted. La parte superior de la pantalla del monitor debe quedar al nivel de sus ojos pues, de lo contrario, tendrá que doblar el cuello de manera incómoda hacia abajo o hacia arriba para ver la pantalla.
- Un soporte para muñecas o barra acojinada entre el teclado y el borde de la mesa, le proporcionará apoyo a sus manos permitiéndole descansarlas mientras teclea. Sus muñecas deben quedar rectas y sus antebrazo paralelos al piso mientras escribe. El apoyo para muñecas le ayudará a mantenerlas en posición correcta y una silla de brazos le ofrecerá apoyo para los antebrazos. Si sus muñecas en general se doblan cuando teclea y carecen de soporte, puede desarrollar síndrome de túnel del carpo. Esto produce dolor o entumecimiento en la mano, que se irradia hacia el brazo.

En la mayoría de los casos se necesita una operación para corregir este problema.

- Si le resulta difícil teclear, emplee el ratón (*mouse*) siempre que sea posible. Otra opción es el programa activado por voz, que le permite dictar a la computadora, la cual escribe las palabras conforme usted habla. Las primeras versiones de este tipo de programas se empleaban en computadoras más lentas que las actuales, por lo que era necesario enunciar cada palabra lentamente y con claridad. Pero a medida que los programas han mejorado y la rapidez de las computadoras se ha incrementado, la velocidad del dictado también se ha acelerado, y ahora se puede dictar sin necesidad de hacer pausas entre las palabras.
- Haga pequeñas pausas para descansar de la computadora y estirar las piernas, brazos y dedos. Permita que sus ojos descansen enfocándose en algo que se encuentre a distancia como, por ejemplo, algún objeto ubicado fuera de la ventana o al otro lado de la habitación.

Tenga la mente abierta sobre su trabajo y su vida profesional

A pesar de todas las adaptaciones que usted y su jefe puedan llevar a cabo para ayudarle con la artritis, la naturaleza de su trabajo o la progresión de la enfermedad quizá le obliguen a reducir el número de horas que trabaja o a buscar otro tipo de empleo.

Si en su trabajo realiza labores físicas pesadas como, por ejemplo, si es albañil, pida a su médico que lo refiera a algún terapeuta ocupacional o agencia de rehabilitación vocacional, para fortalecer sus articulaciones y determinar cuánto peso puede levantar de manera segura. Si las restricciones son tales que le impiden continuar en su empleo actual, la agencia de rehabilitación vocacional le puede orientar sobre el tipo de empleo que puede desempeñar. Si tiene suerte, podrá cambiarse a otra compañía relacionada. Por ejemplo, un obrero de la construcción puede emplearse en una compañía que fabrica equipo para la industria de la construcción.

Cómo encontrar un nuevo empleo

Elabore su inventario personal

La búsqueda de un nuevo empleo no se inicia consultando los anuncios clasificados, en la oficina de una agencia de empleos o en la computadora familiar, poniendo al día su currículum. Esta búsqueda se inicia en el interior de la persona, cuando evalúa sus recursos internos de forma realista pero positiva: su capacidad física, sus antecedentes educativos, su experiencia en el trabajo y su personalidad.

La silla

Cuando acepté el trabajo de editor en una organización religiosa, heredé un sillón mullido fabricado muchas décadas antes de que el «apoyo lumbar» se pusiera de moda entre anunciantes de trajes elegantes.

Para editar en la computadora, tenía que inclinarme hacia adelante y mi columna quedaba sin ningún apoyo. Un par de años después, comencé a sentir un dolor molesto en la región lumbar, implacable y tan persistente que parecía como si un parásito extraño con espuelas estuviera cabalgando sobre mi columna.

Mi médico familiar tomó radiografías de mi columna vertebral, dijo que estaba normal y me recetó ejercicios para fortalecer la espalda. Meses después el dolor no disminuía, así que visité a un cirujano ortopédico llevando mis radiografías y, de inmediato, él observó cartílago degenerado entre algunos de los discos inferiores y diagnosticó osteoartritis. Dijo que padecía esta enfermedad en parte por llevar una vida sedentaria debido a mi trabajo como editor. (Me pregunto si debí haberle comentado que tenía dos hijos menores de cinco años.) Este médico me recetó nuevos ejercicios y me sugirió que caminara diariamente tres kilómetros.

Bauticé mis caminatas a la hora de la comida en torno al complejo de la organización «la vuelta a Jericó». Los edificios me miraban inmutables, pero yo sentía que mi columna estaba a punto de desintegrarse.

Cuando empezaron a ponerse de moda las palabras «lumbar» y «ergonómico» pensé solicitar una silla nueva. Pero al ver su costo, no tuve el valor suficiente pues trabajaba para una organización sin fines de lucro. Además, quizá la silla no me ayudara. Pero cuando el dolor desapareció durante unas vacaciones prolongadas, decidí solicitar la silla tan pronto regresara a trabajar. Desgraciadamente, durante las vacaciones mi asistente editorial mandó retapizar mi silla y tuve que conservarla (y con ella, mi dolor de espalda) mientras permanecí en ese empleo. Varios años después cambié de empleo e inicié un servicio editorial independiente (freelance). Adquirí una silla especial para la columna con tantos ajustes que casi podía bailar con ella. Transcurridos algunos meses, me sentí sumamente feliz porque mi dolor de espalda desapareció.

Stephen M. Miller
Kansas City

Es importante identificar qué tipos de tareas puede realizar, y también es igual de importante identificar aquellos que quiere hacer. Para descubrir esto, muchas agencias de empleo le aconsejan comenzar pensando qué valores son más importantes para usted ¿Desea ayudar a las personas y hacer algo por la humanidad? Tal vez deba considerar las áreas de cuidados para la salud o el clero ¿Es usted un trabajador automotivado que ama la independencia y no disfruta trabajar siguiendo las órdenes de un jefe? Quizá disfrutaría teniendo su propio negocio o trabajando en el hogar. ¿Le agrada contar con el tipo de seguridad laboral que disfrutan muchos trabajadores del gobierno federal? ¿Desea transformarse en un experto en su campo? ¿Desea ser reconocido?

Si responde de manera sincera a preguntas de este tipo, podrá elegir entre las diversas oportunidades de empleo que se le presenten. Además, sus respuestas también lo motivarán a obtener entrenamiento en otro campo que le interese.

Cómo buscar empleo

No se base exclusivamente en los anuncios clasificados: la competencia por los trabajos que allí aparecen suele ser fuerte, debido a que muchas personas no han aprendido técnicas eficaces para encontrar un buen empleo. Además, algunos anuncios se refieren a empleos inexistentes y, cuando dan como dirección un apartado postal, en ocasiones se trata de algún servicio de colocación de empleados que desea contactar a personas que buscan trabajo para tener sus nombres a la mano cuando las compañías se lo soliciten.

Una de las mejores maneras de buscar trabajo (y encontrarlo, a menudo antes de que se anuncie) es recurriendo a su red de contactos: familiares, amigos, antiguos jefes y compañeros, instructores y asistentes a seminarios, miembros de asociaciones a las que pertenezca, profesionales que conozca (médicos, contadores) e incluso contactos casuales. No se sienta avergonzado de describir el tipo de trabajo que busca y el motivo por el cual le ilusiona encontrarlo.

A continuación se incluyen otras ideas para buscar empleo:

- Amplíe su red de contactos. Únase a organizaciones civiles y a asociaciones nacionales en el campo que elija y asista a los talleres que organizan en sus convenciones. Tome algún curso sobre el tema en la universidad de la comunidad y conozca así a otras personas interesadas en ese mismo campo.
- Llame a compañías que realicen trabajos del tipo que a usted le agradaría. Pida hablar con las personas que lo realizan e indíqueles que piensa laborar en ese campo y le gustaría tener un encuentro breve de 10 minutos con ellas para discutir de qué se trata ese empleo. Este tipo de conversaciones le permitirá comprender el tipo de trabajo y la compañía y, tal vez, le permita obtener el empleo que desea.

- Muchas compañías grandes cuentan con líneas telefónicas de empleos que describen los puestos vacantes con mensajes grabados.
- Las ferias de empleo se han hecho cada vez más populares, tanto para quienes necesitan empleados como para quienes solicitan trabajo, en particular en las grandes ciudades. Obtenga una lista de las compañías que asistirán a la feria, elija las que le parezcan interesantes y después vaya a la biblioteca para obtener datos sobre ellas. De esta manera, responderá con cierto grado de conocimiento cuando le pregunten por qué desea trabajar en esa compañía. Obtenga la tarjeta del reclutador y dé seguimiento a la entrevista con una carta y una llamada telefónica.
- Lea los anuncios clasificados en el periódico, en la Internet y en las revistas profesionales.
- Póngase en contacto con los centros de empleo estatales y federales. En Estados Unidos, algunas sucursales de la Fundación para la Artritis (*Arthritis Foundation*) también cuentan con un servicio de colocaciones.

Actualice su currículum

En una página, describa brevemente su objetivo profesional, sus característi-cas de trabajo, su experiencia y sus estudios. No mencione su salud. Emplee tipo legible y papel de color claro, como blanco o marfil. El papel de color es más difícil de fotocopiar.

Al responder a algún anuncio que mencione palabras técnicas especiales, como por ejemplo el nombre de algún programa de computadora que usted deba saber usar, emplee dichas palabras cuando cuente con la experiencia necesaria. Algunas compañías contratan a personas que seleccionan entre los numerosos *curricula*, sólo a aquellos que las mencionan.

No emplee un currículum genérico para todas sus solicitudes de empleo; adáptelo dando más relevancia a los aspectos pertinentes a cada compañía en particular.

Escriba una buena carta de presentación

La carta de presentación personaliza su currículum o solicitud de trabajo y lo presenta ante la persona que lo va a entrevistar. De ser posible, diríjala a esa persona. Si responde a un anuncio que no menciona ningún nombre, llame por teléfono a la compañía y pregunte quién está a cargo de la contratación.

Esta carta debe contener tres párrafos aproximadamente. En el párrafo inicial, describa el trabajo que desea desempeñar y el motivo por el cual lo solicita. Si alguna persona de la compañía le sugirió que lo solicitara, mencione su nombre. En el segundo párrafo explique por qué desea trabajar para esa compañía en particular. Describa sus principales características para realizar el trabajo, pero evite declaraciones de tipo general como «Soy un buen empleado». En el tercer párrafo, termine la carta mencionando que llamará a la persona que efectúa las contrataciones para solicitarle una junta y agradeciéndole el haber tenido en cuenta su solicitud.

Escriba la carta pulcramente en una sola página y, de ser posible, emplee la misma tipografía y papel de buena calidad que usó en su currículum. Relea con cuidado la carta y pida además a otra persona que se la revise. Una sola palabra mal escrita podría enviar de manera no intencional el siguiente mensaje desastroso: «Soy una persona descuidada». Firme la carta con tinta azul o negra.

Llene la solicitud

Algunos empleadores señalan que la manera en que uno llena la solicitud de empleo revela tanto acerca de uno mismo como sus respuestas en la entrevista. Si la solicitud se llena con descuido y en forma desorganizada, la persona que la lea pensará que su desempeño en el trabajo será igual de descuidado. Pero si llena la solicitud con cuidado y de la manera que se le solicita, la primera impresión del empleador será que usted tiene el potencial de transformarse en un trabajador cuidadoso que sabe seguir las instrucciones.

Lea toda la solicitud antes de comenzar a llenarla pues, de lo contrario, quizá empiece a usar letra manuscrita y, posteriormente, descubra que debe hacerlo con letra de molde. O quizá comience a llenarla a lápiz y después observe que debió haber empleado pluma (generalmente se prefiere usar pluma, porque el lápiz no se fotocopia con claridad). Es muy importante llenar la solicitud con pulcritud y, si usted comete algún error, pida otra copia y vuélvala a llenar.

Tenga a la mano toda la información necesaria para completar la solicitud: nombres, direcciones y números telefónicos de sus referencias, escuelas a las que asistió y fechas en que se graduó, una lista de sus trabajos anteriores, cuántos años trabajó ahí y los nombres y números telefónicos de sus jefes. No se limite a responder a las preguntas diciendo «Vea el currículum anexo». La mayoría de los empleadores prefieren almacenar toda la información necesaria en una forma conveniente: la solicitud de empleo de la empresa.

No mencione cantidades específicas cuando le pregunten qué salario desea pues, si pide demasiado, esto indicará que no sabe cuál es la tarifa aplicable en su campo y, si pide un salario demasiado bajo, el patrón se preguntará por qué piensa usted que vale tan poco. Puede contestar «abierto a discusión», lo cual constituye una respuesta más amistosa que «negociable», término que indica mayor grado de confrontación.

Supuestamente, los empleadores no tienen derecho de formular preguntas sobre edad, raza, religión y familia; así que puede dejar estas preguntas sin responder.

Aunque no está permitido preguntar si padece alguna discapacidad, pueden preguntarle si es capaz de llevar a cabo las funciones de su empleo. Considere, por ejemplo, la siguiente pregunta: «¿Padece usted alguna limitación física que pudiera impedirle su desempeño en el empleo que solicita?». Las preguntas de este tipo lo pondrán en una situación incómoda si usted piensa que requiere algún tipo de ayuda para realizar el trabajo. Algunos consejeros de empleo dicen que en esta etapa tan temprana en la búsqueda de trabajo no debe revelar que padece artritis y argumentan que si lo hace, probablemente sea eliminado como candidato sin oportunidad de dar explicaciones al respecto. Por este motivo, sugieren que responda de manera negativa, suponiendo que el patrón proporcionará las «ayudas razonables» legalmente requeridas en caso necesario. Otra posible respuesta si no está seguro cómo se verá afectado su desempeño en el trabajo por la artritis es: «Sujeto a discusión».

Prepárese para la entrevista

Si su artritis será evidente para la persona que lo entreviste, considere aludir a ella durante la conversación telefónica, pero sólo después de que le den cita para la entrevista y sólo si la persona con quien hable es quien lo entrevistará. Puede decirle lo siguiente: «En ocasiones tengo problemas para subir escaleras ¿Hay elevador en la compañía?» Estas sugerencias reducirán la impresión inicial y permitirán al entrevistador concentrarse en la discusión.

Haga una lista de las preguntas que se formulan con más frecuencia en las entrevistas y a continuación contéstelas y ensaye sus respuestas. (Encontrará una muestra de preguntas en libros sobre cómo obtener empleo y en los sitios de empleo de la Internet que se mencionan al final de este capítulo.) Practique la entrevista como si fuera una actuación, porque usted estará en el escenario y será examinado rigurosamente. Vístase de acuerdo con la parte que va a desempeñar, preséntese con una actitud positiva y entusiasta y conteste con seguridad. Esto no es improvisar una obra de teatro.

Tal vez la pregunta más popular en las entrevistas sea la siguiente: «Cuénteme acerca de su vida».

No piense que sólo se trata de una pregunta agradable para romper el hielo, pues quizá sea la pregunta más peligrosa de la entrevista o, tal vez, la más benéfica. La ley prohibe que los patrones basen sus decisiones de contratación en la edad, el sexo, la raza, la religión, la salud o las infracciones de la ley de tipo no criminal. No deben preguntar «¿Es buena su salud?» pero, si usted se describe a sí mismo, quizá les dé la respuesta. Sin embargo, si planea de antemano la respuesta, contestará correctamente y sin revelar información no solicitada, a menos que usted lo desee.

Resuma brevemente sus puntos fuertes. Por ejemplo, puede indicar que consideró que el estudio era importante, obtuvo su licenciatura en el campo que eligió y ha tenido la fortuna de haber desempeñado dos trabajos excelentes en ese campo. Puede agregar que su experiencia, su deseo de realizar bien su labor y su entusiasmo por aceptar nuevos retos lo impulsaron a solicitar esta entrevista.

Si la artritis es evidente, quizá le convenga mencionarla de manera breve. Pero no se enfoque en sus limitaciones: mencione los ajustes que ha realizado para continuar siendo productivo. Por ejemplo, podría decir algo como lo siguiente: «Como no puedo caminar mucho, he aprendido a organizarme y a planear con cuidado, con el fin de ahorrarme pasos». O emplear un enfoque más amplio: «Sé que la ley le prohíbe que me pregunte directamente sobre mi artritis, excepto sobre cómo realizaría las tareas específicas necesarias para el empleo. Pero no me importa contestar a cualquier tipo de preguntas si usted lo desea, porque estoy seguro de que puedo desempeñar este trabajo».

Si su artritis no es evidente pero le requerirá modificaciones en el trabajo, se enfrenta a un dilema difícil que no tiene solución sencilla ¿Qué pasará si aguarda sin mencionarla hasta que le ofrezcan el empleo? De este modo, se asegurará de que no lo descarten por su incapacidad. Pero quizá el patrón se sienta engañado y esto genere sentimientos incómodos y constituya un mal inicio en su nuevo empleo. Otro método es revelar al patrón que padece artritis, especialmente si usted sabe que pronto necesitará ciertos ajustes para realizar sus tareas. (Los patrones no están obligados a proporcionar estas adaptaciones hasta que usted les indique que padece una discapacidad.) Si decide que ésta es la mejor solución, asegúrese de insistir en que dichos ajustes suelen ser poco costosos y constituyen una buena inversión.

Tras la entrevista, envíe una breve carta de agradecimiento. Dé las gracias a la persona que lo entrevistó y mencione algún dato de la entrevista que ésta pueda recordar; repita que está interesado en el empleo y exprese su deseo de conocer la decisión de la compañía.

Si mantiene una actitud positiva y se prepara con cuidado, no tendrá que preocuparse por su futuro en el campo laboral.

Organizaciones que pueden ser útiles

Dónde encontrar empleo

¿De qué color es tu paracaídas? *(What Color Is Your Parachute?)*. Es un manual de empleos de Richard Bolles, actualizado año tras año por cerca de tres décadas y lleno de consejos de utilidad comprobada para cambiar de empleo.

Estrategias útiles para buscar empleo si padece alguna discapacidad *(Successful Job Search Strategies for the Disabled)*. Es una guía completa de empleos escrita por Jeffrey G. Allen, un consejero certificado de colocaciones que también es licenciado laboral.

La Internet está llena de sitios útiles para encontrar empleo. A continuación se mencionan diversas bibliotecas electrónicas de información, pruebas, consejeros y listados de empleos:

Career Action Center
www.carreeraction.org

Career Mosaic
www.careermosaic.com

JOBTRAK Corporation
www.jobtrack.com

CareerPath.com
www.careerpath.com

America's Job Bank
www.ajb.dni.us:80/

U.S. Office of Personnel Management
contiene una lista de empleos del gobierno
www.usajobs.opm.gov/a.htm

El Consejo Nacional de Consejeros Certificados *(National Board for Certified Counselors)* le proporcionará información sin costo sobre consejeros de empleo certificados en su área: 800-398-5389.

La Fundación para la Artritis *(Arthritis Foundation)* de su localidad quizá cuente con servicios de colocación. También ofrece los siguientes boletines gratuitos: «La artritis en el trabajo» *(Arthritis in the Workplace)*, «Artritis y su empleo: usted puede obtener el empleo que desea» *(Arthritis and Employment, You Can Get the Job You Want)* y «La artritis en el trabajo: es posible trabajar aunque padezca artritis» *(Arthritis on the Job, You Can Work With It)*.

Oficinas nacionales:

Arthritis Foundation (Fundación para la Artritis)
1330 West Peachtree Street
Atlanta, GA 30309
404-872-7100
800-283-7800
www.arthritis.org/

Dispositivos de ayuda

ABLEDATA, A National Database of Assistive Technology Information (Una base de datos a nivel nacional con información sobre tecnología de ayuda)
8455 Colesville Road, Suite 935
Silver Spring, MD 20910
800-227-0216

Job Accommodation Network (Red de adaptaciones para el trabajo)
West Virginia University
918 Chestnut Ridge Road, Suite 1
P.O. Box 6080
Morgantown, WV 26506-6080
800-526-7234

President's Committee on Employment of People With Disabilities (Comité Presidencial Sobre Empleos para Discapacitados)
1331 F Street NW
Washington, D.C. 20004
202-376-6200

National Rehabilitation Information Center
(Centro Nacional sobre Información de Rehabilitación)
8455 Colesville Rd., Suite 935
Silver Spring, MD 20910
800-346-2742

American Occupational Therapy Association, Inc.
(Asociación Americana de Terapia Ocupacional)
4720 Montgomery Lane
P.O. Box 31220
Bethesda, MD 20824-1220
301-652-2682

Temas legales

Equal Employment Opportunity Commission (Comisión para la Igualdad de Oportunidades en el Trabajo)
1801 L Street NW
Washington, D.C. 20507
202-663-4900 / 800-669-4000
www.eeoc.gov

Boletines gratuitos: «La ley para Estadounidenses con Discapacidades: preguntas y respuestas» *(The Americans With Disabilities Act: Questions and Answers; EEOC-BK-15)* y «La Ley para Estadounidenses con Discapacidades: derechos laborales de los discapacitados»
(The Americans With Disabilities Act: Your employment rights as an individual with disabilities; EEOC-BK-18)

American With Disabilities Act
(Ley para Estadounidenses con Discapacidades)
Línea telefónica de consulta:
800-466-4232

Office on the American With Disabilities Act (Oficina de la Ley para Estadounidenses con Discapacidades)
Civil Rights Division
U.S. Department of Justice
P.O. Box 65808
Washington, D.C. 20035-5808
800-514-0301

American Bar Association
(Asociación Americana de Abogados)
750 N. Lake Shore Dr.
Chicago, IL 60611
312-988-5000